T0279152

UNA
FORTALEZA
EN TU
MENTE

LUCÍA LUENGAS

UNA
FORTALEZA
EN TU
MENTE

**Conquista tu salud mental y haz
de ella un castillo indestructible**

Rocaeditorial

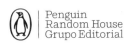
Penguin
Random House
Grupo Editorial

Primera edición: mayo de 2024

© 2024, Lucía Luengas
© 2024, Roca Editorial de Libros, S. L. U.
Travessera de Gràcia, 47-49. 08021 Barcelona

Printed in Spain – Impreso en España

ISBN: 978-84-19965-05-9
Depósito legal: B-4500-2024

Compuesto en Grafime, S. L.

Impreso en EGEDSA
Sabadell (Barcelona)

RE 6 5 0 5 9

Para mi pequeño Aday,
porque no ha hecho falta que te vea el rostro
aún para saber cuánto te quiero.
Porque tenerte en mi vientre durante la creación de este libro
ha sido mi mayor motivación para terminarlo.

ÍNDICE

INTRODUCCIÓN

Bienvenida a mi castillo

La frase que cambió mi realidad para siempre no fue de una complejidad tremenda, ni estaba llena de dobles y triples significados. Es tan sencilla que, al compartirla contigo, me parece demasiado humilde, pero es la mía, es mi principio, y es por aquí por donde necesito empezar. Mi vida cambió el día que entendí que todo se construye así:

Un ladrillo al día.

Me había pasado media vida esperando a que fuera lunes para mejorar mis hábitos, a que llegara septiembre para cambiar de ambiente o a que empezara el nuevo año para abrir un capítulo diferente, y todo ello con la intención de que la nueva etapa fuera radicalmente distinta, claro. Quizá te suene de algo. Si he de ser sincera —ahora que puedo y que el tiempo me ha otorgado bastante perspectiva—, admitiré que, en realidad, **no hacía nada para cambiar nada.**

Mis intenciones eran buenas, de verdad. ¿No lo son todas, acaso? No me gustaba sacar malas notas, detestaba sentirme como la «oveja negra» de mi familia, siempre enfadada, odiaba no sentirme orgullosa de mí misma en ningún aspecto, hasta me molestaba el hecho de no tener hobbies o aficiones. Es horrible sentir que no tienes identidad alguna. Me sentía como una hoja arrastrada por el río: los días iban pasando y me iban golpeando de un lado a otro, conduciéndome por la vida, pero sin un objetivo y sin ningún tipo de control.

Por aquel entonces, antes de que las cosas cambiaran, yo tendría unos dieciséis o diecisiete años. Y el resumen de mi vida era que estaba permanentemente triste, muy triste. Estaba enfadada con el mundo. Me sentía minúscula. Y con todo ese cóctel de emociones, la única manera que encontraba de expresar mi dolor era mediante la ira.

Desde entonces, he crecido en todos los sentidos. Por eso, ahora puedo mirarme con ojos compasivos y tranquilizadores: **he entendido que tenía una herida emocional muy profunda, y que eso era lo que me llevaba a comportarme así.** He conseguido un hito, pero si estoy escribiendo estas páginas es para contarte cuál ha sido el camino que me ha traído hasta aquí.

Mis padres no entendían nada, claro está. Vengo de una familia en la que hablar de emociones solo se convirtió en asignatura obligatoria cuando empecé a generar conflictos en casa. Hasta ese momento, solíamos hacer con la «mierda» acumulada lo mismo que muchas otras familias antes y después de nosotros: esconderla bajo la alfombra.

El problema era que conmigo eso no funcionaba. Nunca. Yo removía hasta el último centímetro de la casa con tal de sentirme escuchada. Era reivindicadora, luchadora, guerrillera... Y todo ello a pesar de que mi hermana mayor siempre me decía que era estúpida, que tenía que aprender a «salirme con la mía»; una forma de decir que lo inteligente sería fingir, pretender que cumplía con lo que mis padres esperaban de mí y luego, cuando no mirasen, hacer lo que me diera la gana.

Pero yo no podía hacer eso. Guardaba demasiado rencor, demasiados sentimientos de inferioridad que me impedían comportarme como si todo estuviera bien. **Tenía frente a mí un puzle de miles de piezas por resolver, pero no sabía ni por dónde empezar.**

Con diecisiete años, mi madre me animó a pisar por primera vez la consulta de un psicólogo. Ella trabajaba en un instituto y el jefe de estudios le había recomendado a este profesional porque hacía algo llamado «mediación familiar». Así que allí fui, un poco en contra de mi voluntad, la verdad sea dicha, con un aspecto que lo decía todo: el pelo muy corto y teñido de rubio pollo, una chaqueta *vintage* de segunda mano que me había costado cuatro euros en el Rastro de Madrid y mucho mucho desorden emocional.

Mario me abrió la puerta. Mi familia me acompañó, pero, una vez allí, les tocó quedarse fuera, en la sala de espera del centro.

Ya te he dicho que yo cargaba con un puzle imposible de

montar. Pues verás, **la sensación** que **tuve al sentarme allí y escuchar a Mario por primera vez fue** como lo que sientes cuando le **quitas el plástico a la caja del puzle, la abres y le das la vuelta**: miles de trocitos de lo que yo era cayeron encima de la mesa que nos separaba; algunos incluso rodaron hasta el suelo y acabaron desperdigándose por toda la sala. Así me sentí.

Mario se puso manos a la obra y, poco a poco, fue dando la vuelta a cada una de aquellas pequeñas y confusas piezas, mostrando su cara. Yo, sin tener ni idea de lo que estaba haciendo, le seguí el juego.

Lo que ahora comprendo de aquella primera sesión fue que estábamos empezando a ordenarlo todo... desde el principio. Así comenzamos a construirme, pieza por pieza. Ladrillo a ladrillo.

Siempre he utilizado la analogía del castillo, la fortaleza, para referirme a las personas. Me parece una manera muy visual y enriquecedora de distribuir las complejidades que forman parte de la vida de alguien, con sus estancias, sus habitaciones, su estructura única, su decoración...

Todas ellas engloban lo que en definitiva somos, un castillo único e inigualable. Irrepetible.

Cuando hablo de tener una buena autoestima, también hago uso de esa analogía. Es un concepto abstracto, difícil de definir, pero estoy segura de que más o menos todas tenemos una idea final parecida al respecto.

Lo primero y más importante, la razón auténtica por la que he querido —necesitado, incluso— escribir este libro, es para **adentrarme en el complejo mundo del autoconcepto.** Mi deseo es que juntas, tú y yo, podamos descubrir cómo es tu fortaleza, ese castillo que es solo tuyo. Y, sobre todo, quiero que repasemos si realmente es como te gustaría que fuera o si acaso hay cosas que debes empezar a cambiar. Digamos que redecorar es necesario a veces, ¿no te parece?

No te asustes. **Nadie tiene una fortaleza perfecta o «terminada» para el resto de su vida.** De hecho, este es el primer ladrillo que vamos a colocar hoy:

La autoestima se construye, se modifica y es cambiable.

La autoestima es el conjunto de percepciones, pensamientos, sentimientos, evaluaciones y **conductas que tenemos respecto a nosotras mismas, al lugar que ocupamos frente a los demás y al mundo en general.** Si entendemos eso, deberíamos llegar rápido a la comprensión de que, en realidad, la autoestima es algo variable, voluble, modificable... En definitiva: algo que nos construimos.

Y en la medida en que se cimenta cada día, depende también de factores externos a ti: con qué personas te rodeas, cuál es tu entorno habitual, cómo se comporta tu red de apoyo y muchas cosas más.

Así pues, **la autoestima comienza a construirse dentro de uno mismo, pero se ve expresada en conductas y decisiones que tomamos frente a los demás.** Esto puede suponer, muchas veces, hacer cosas contrarias a las que hacías antes solo por no experimentar sentimientos desagradables.

Si pudieras elegir, ¿construirías tu fortaleza, la casa en la que vas a vivir de por vida y de la que quieres hacer un hogar, en mitad de un barrio peligroso lleno de delincuencia, criminalidad y conflicto? ¿Tal vez pegada a la autopista, escuchando a cada segundo los atascos, los pitos y los coches sin parar?

Estoy segura de que, si pudieras escoger, lo harías en otro tipo de entorno para tu vida. Un prado verde, un pueblito tranquilo cerca de la naturaleza, un lugar acogedor en las montañas o quizá un espacio fresco con una playa cerca... Sí, estoy segura de que en esto estaremos de acuerdo.

Pero ¿sabes qué pasa? Que **muchas veces hemos nacido y hemos crecido precisamente en esos barrios donde quedarnos nos está haciendo daño,** pero el ser humano es animal de costumbres y, aunque parezca mentira visto desde fuera, lo cierto es que a menudo nos duele salir de un lugar que durante mucho tiempo hemos llamado hogar. Peor todavía, lo más frecuente es que ni siquiera seamos capaces de contemplar la opción de alejarnos, de poner distancia con todo aquello que nos hace daño. Sencillamente, se encuentra tan arraigado dentro de nosotras que sentimos que nos fallamos al dejarlo atrás.

Por eso decimos que **la autoestima nace dentro.**

La autoestima es la luz de una linterna que se enciende en lo más profundo de tu fortaleza.

Es muy abajo, donde hace demasiado tiempo que no entra un rayo de luz, en las mazmorras, donde se esconden todas las creencias limitantes y arraigadas que te hacen creer que no puedes irte, que debes quedarte, que no tienes nada mejor que ofrecer al mundo, que nadie fuera de allí te va a querer... Todo ello se forja allí abajo y se limita en la superficie.

Sin embargo, **la luz de esa linterna encendida en las mazmorras hace que podamos empezar a observar, a comprender, a interpretar.** Puede guiarte en tu recorrido por la fortaleza que habita en tu mente y que vamos a recorrer en estas páginas.

Vamos a cambiar las cosas de lugar. Quizá te des cuenta de que allí abajo almacenabas infinidad de cajas llenas de recuerdos desagradables, inseguridades heredadas y miedos que ya no tienen sentido, que no quieres que sigan lastrando (ni definiendo) tu presente.

Entonces será cuando, poco a poco, día a día, te sentarás a ordenar ese castillo, proyectando luz donde antes solo había oscuridad. **Así es como tu fortaleza comenzará a transformarse.**

Es normal que te dé un poco de miedo empezar este recorrido. No sabes lo que vas a descubrir a lo largo del viaje. Yo tampoco quería hacerlo. De hecho, bajé a mis mazmorras por primera vez con diecisiete años, aterrada por todo lo que me iba a encontrar. Las mías, por ejemplo, estaban llenas de monstruos y seres que se habían hecho muy poderosos con el paso del tiempo.

Tenía miedo a desatar su poder y me limitaba a mirar hacia otro lado, pero cada vez me resultaba más y más complicado ignorarlos. Me gritaban en mitad de la noche, me hacían sentir enfadada con el mundo porque no estaba en paz. Había una guerra en mi interior. Se fueron apoderando de mí, haciéndose más resistentes y distorsionando mi realidad. Me despertaron ansiedad, muchísima, trataba de callarlos constantemente, pero cuanto más los escondía más pequeñita me sentía. **Me hicieron pensar que nadie me querría, que no era merecedora de cariño, que por más que hiciera nunca iba a ser suficiente.** Me obligaron a tirar la toalla porque me había acostumbrado tantas veces a fallarme que sentía que mi voluntad ya no tenía fuerza.

Esos seres estaban destrozando mi castillo. Habían nacido conmigo, pero nunca me había atrevido a escucharlos, educarlos y, mucho menos, entrenarlos para aprender a convivir con ellos. Se me hizo bola el trabajo de canguro de monstruos, y acabaron cogiéndome el brazo y subiéndose a mi nuca.

Mi castillo a los diecisiete años era sombrío y estaba desordenado. No había armonía en su decoración porque todo era un caos, me limitaba a tener múltiples personalidades dependiendo de con quién me juntara para no sentir nunca rechazo. Mis habitaciones estaban juntas, la cocina era un desastre y el baño estaba atascado.

Quizá no sepas de lo que te hablo ahora mismo. Pero

igual que yo bajé a aquellas mazmorras, **tú y yo haremos un recorrido profundo por tu castillo para recolocar, reajustar y dar luz.** Y al igual que en aquel momento mi psicólogo Mario me acompañó en el proceso, yo quiero darte la mano y hacerlo contigo.

Bajar a aquellas mazmorras dolió, porque me di cuenta de muchas cosas.

A lo largo de los años, y en muchos casos sin darme cuenta, había acumulado heridas emocionales que llevaban tiempo almacenadas, que se habían convertido en cicatrices molestas. Había sufrido decepciones por parte de personas cercanas que había pasado por alto, que se habían puesto por encima de mí y me habían dejado huella. Convivían allí diversas inseguridades y miedos no trabajados que venían de todo un linaje anterior a mí y que me habían inculcado desde pequeña: sentimientos de soledad y de miedo al rechazo de mis iguales, que durante mis primeros años de vida se habían ido alimentando de un temor profundo a no ser querida… Esos eran mis monstruos. Algunos de ellos ni siquiera eran reales. Pero allí estaban.

Tomar consciencia de lo que había allí abajo, por un lado, me produjo mucho dolor, pero por otro, mucha comprensión y entendimiento sobre mí misma. Y gracias a ese gesto, a ese punto de dar luz a la oscuridad, pude comenzar a tomar decisiones más congruentes con el castillo que quería tener y el lugar en el que quería vivir.

Estoy segura de que a medida que vayas leyendo, irás identificando también cuáles son tus mazmorras e incluso qué esconden. Puede que hayas pensado en muchas ocasiones que los monstruos no son importantes y que, si no se les hace caso, terminan callándose. Pero por experiencia propia y profesional, de antemano te garantizo que no funciona así.

Hay que reeducarlos y aprender a convivir con ellos, no tenerles miedo o pretender ignorarlos. Acaban encontrando la manera de escapar, tarde o temprano, pero eres tú quien tiene el poder de amaestrarlos para que dejen de molestarte.

Mis primeros monstruos

Antes de adentrarnos en tu castillo, quiero contarte la historia de alguien muy especial para mí. Es importante que entiendas lo que ha supuesto para mí ponerles cara y nombre a algunos de mis monstruos, porque puede que incluso alguno de ellos te resulte familiar. Con el tiempo y la práctica como psicóloga, he acabado por descubrir que muchos de nuestros monstruos se parecen entre sí más de lo que podríamos llegar a imaginar.

La primera se llama Dolly. Lleva toda la vida conmigo, pero realmente no fue hasta que cumplí once años cuando se hizo más poderosa y la conocí casi a la fuerza.

Siempre he sido nadadora. Soy la hermana pequeña de María (ella me saca casi seis años) y desde pequeñitas hemos practicado natación. Ella destacó muy rápido y de una manera exponencial frente a otros niños y niñas. Con ocho años ya estaba federada en el club de natación, por lo que se podría decir que gran parte de mi infancia me la pasé intentando ser tan buena como ella (spoiler: nunca lo conseguí) y acompañando a mis padres a todas las piscinas de la península para verla competir.

No todo fue eso, no me malinterpretes: mi infancia tuvo otras cosas y vivencias increíbles, pero esta es una parte de mi pasado que se ha quedado a vivir conmigo más tiempo del que hubiera podido pensar a simple vista, y el sentimiento de inferioridad que me provocó en su día fue incrementándose a medida que yo crecía.

Como iba diciendo, conocí a Dolly durante una competición en el campeonato de Madrid cuando tenía once años. La prueba a la que me enfrentaba eran 200 m libres, un total de ocho idas y vueltas en una piscina de 25 m.

Recuerdo que vinieron mis padres y mi tía Amelia a verme aquel día. Yo estaba tan nerviosa que no podía enfocar la vista, y antes de tirarme al agua, eché un último vistazo a las gradas para asegurarme de que seguían allí. **Cuando sonó el pitido de salida y me sumergí en el agua, la ansiedad se apoderó de mí.** Me fallaba la fuerza de los brazos, de las piernas, por más que sacaba la cabeza a respirar, parecía que no entraba el suficiente oxígeno a mis pulmones. Apenas llegar al tercer largo y tocar la pared, me paré en seco.

Me eché a llorar.

Estaba teniendo un ataque de ansiedad, eso lo sé ahora.

Recuerdo que no fui capaz de levantar la mirada hacia las gradas, porque no quería ver la cara de decepción de mis padres y de mi tía, que habían venido a verme esperando encontrar a otra campeona como mi hermana y en cambio solo me tenían a mí.

En ese instante conocí a **Dolly: el miedo a ser siempre peor que mi hermana.** A ser siempre comparada con ella y, sabiendo que nunca podría estar a su altura, a no tener el amor de mis padres por culpa de eso.

Pero Dolly no ha sido ni mucho menos mi único descubrimiento.

También quiero presentarte a Anna. Ella también lleva toda la vida conmigo, pero la conocí al cumplir trece años, durante las vacaciones de verano en el apartamento de la costa de Valencia con mis abuelos.

Allí, como cualquier niña de mi edad, tenía un grupito de amigos con los que salía por las tardes y por las noches dando vueltas arriba y abajo a lo largo del paseo marítimo. Lo típico: pasear, bañarse, jugar al fútbol, botellones, probar sustancias… Para mí era completamente nuevo. Nadie me había hablado nunca de todo aquello, así que lo descubrí por cuenta propia. Cómo se fumaba, qué eran los porros, la desinhibición que te producía el alcohol…

Yo lo único que sabía era que aquello estaba mal, pero no tenía ningún lugar seguro al que acudir, nadie a quien contárselo para solventar mis dudas, pues sabía cuál iba a ser la reacción si mencionaba algo de todo aquello en casa: gritos y castigos, e incluso violencia. Así que me limité a hacer lo mismo que los demás: procurar que no me pillaran.

Una de esas noches que estaba con mi amiga Raquel en la playa, también nos juntamos con un grupo de chicos. Entre ellos estaba Alberto, mi crush del momento. En serio, estaba loca por él. Ya te puedes imaginar el panorama: mayor que yo, tenía dieciséis, llevaba un pendiente de chico malo en la oreja, el pelo castaño claro con rizos, ojos verdes y pestañas largas... En mi cabeza, era como el prota perfecto de una peli romántica.

Nos pusimos a jugar y, llegado un punto, decidieron puntuarnos físicamente a mi amiga y a mí del 1 al 10. Empezaron por el cuerpo y luego fueron a la cara, dando diferentes puntuaciones entre ellos, opinando sobre nuestras piernas, cinturas, tetas, labios... Me sentí muy incómoda, pero no sabía cómo frenarlo. Además, dentro de mí quería saber qué nota me daba Alberto.

En aquel momento, lo que podría parecer un juego de niños despertó a Anna. Uno de los chicos dijo claramente la nota que le daba a mi cuerpo: un 8. Según su criterio, me faltaban tetas. Rápidamente otro de ellos, en un tono que todos pudimos escuchar (sí, también Alberto), dijo riéndose que eso era mucha nota. Que era guapa, pero tenía tripa de bebé. No tenía el vientre plano y se me sobresalía como a los bebés desde debajo del ombligo. Para rematar la broma, me preguntó si acaso estaba embarazada.

Recuerdo que aguanté sin llorar, pero hoy en día sigo sin explicarme cómo lo conseguí. Ellos continuaron jugando sin darle importancia, pero a partir de aquel momento y sin darme cuenta, dejé de comer en casa de mi abuela. Empecé a perder peso rápidamente y a sentirme mejor con mi cuerpo: «Por fin Alberto se fijará en mí», pensaba.

Me miraba en el espejo todo el rato, me agarraba mi odiada lorza que sobresalía de la tripa y la estiraba con fuerza hasta que me hacía daño. Me prometía a mí misma que hasta que no me la quitara no iba a comer.

Anna nació del rechazo hacia mi cuerpo que otros me despertaron por pensar que era un objeto de subasta. Y me lo creí. Acepté la nota que me daban y en mi cabeza se implantó la idea de que cuanto más delgada estuviera, más nota obtendría y más deseada sería. No era lo suficientemente buena y debía esforzarme para tener un cuerpo mejor.

Aquellos dos monstruos condicionaron gran parte de mi adolescencia y no fue hasta llegada mi etapa adulta cuando aprendí a entenderlos y a integrarlos como parte de mi historia, que había marcado el comienzo, pero era mi responsabilidad que no siguieran apoderándose de mi castillo.

Claro que muchas veces Dolly y Anna condicionaron mi vida: la primera relación de pareja que tuve fue muy tóxica, llena de conductas desadaptativas en torno al amor romántico, celos e infidelidades. También condicionaron mis amistades, porque no comprendía que los vínculos tenían que estar basados en el respeto, en la sinceridad y en el apoyo, por lo que en mi grupo de amigas soportaba que se rieran unas de las otras con tal de no sentirme sola en los recreos. Una de ellas incluso se acostó con mi pareja de aquel momento. También **condicionó mi manera de ser frente a los demás, siempre empeñada en gustar a los chicos y en ser disruptiva allá donde fuera.** Estaba enfadada con el mundo y mi castillo por dentro se desmoronaba, pero tenía que seguir aparentando ser la chica mala o la gente se daría cuenta de mi vulnerabilidad y de mi dolor. Y yo no podía consentir eso.

Y en mi casa... buscaba el conflicto porque era una manera de boicotearlo todo a mi alrededor y darles a mis padres un motivo de peso para que reconfirmaran lo que yo pensaba sobre mí: «Nunca será tan buena como su hermana María». Así que, desde la ira y el sentimiento de inferioridad, me empeñaba en que tuvieran razón.

Como iba diciendo, las cosas han cambiado mucho desde aquel momento. Bajé por primera vez a aquellas mazmorras junto a Mario, que sostenía una linterna encendida, y comenzamos a ordenar. Me acerqué a Dolly y a Anna, poco a poco, con curiosidad y con miedo, pero al cabo de un tiempo me di cuenta de que realmente eran inofensivas. Se habían hecho fuertes a medida que pasaba el tiempo, pero en su interior escondían el dolor de una niña que sentía que no era suficiente.

Todas ocultamos en nuestro interior monstruos que nacieron desde la grieta producida del trauma de venir al mundo. Algunos son de nacimiento, porque son heredados. Otros van apareciendo a medida que nos abrimos y descubrimos qué es la vida. Normalmente es una mezcla: llegamos con los monstruos, pero su crecimiento se dispara exponencialmente a raíz de un suceso que confirma su existencia y los mantiene con vida. Se alimentan de los miedos y las inseguridades que aparecen después y van, poco a poco, adueñándose del castillo.

Seguro que si te paras a pensar ahora reconoces en ti a algunos de ellos.

¿CÓMO SE LLAMAN TUS MONSTRUOS?

Te animo a que hagas este mismo ejercicio: identifica a tu propio monstruo.

Identifica qué partes de tu historia han marcado un patrón de comportamiento. Puede que no las recuerdes todas, pero estoy segura de que, si piensas bien, eres capaz de identificar algunos momentos anclados en una parte de tu cerebro olvidada; probablemente en el cajón de cosas que nadie quiere abrir porque huele mal.

Quizá fue la primera vez que suspendiste un examen y en casa te castigaron. A partir de ese momento el monstruo del miedo al fracaso comenzó a apoderarse de ti y la posibilidad de traer una mala nota te generaba una ansiedad disparada por los exámenes y una presión insostenible.

O quizá fue porque un profesor de baile te llamó gorda. O porque una profesora de matemáticas te dijo que eras tonta y jamás llegarías a nada. Puede incluso que fueran tus amigos o amigas, haciéndote el vacío y castigándote con el silencio, los que hicieran que el monstruo se despertara.

O el divorcio de tus padres por una infidelidad, cuando te hicieron decidir en qué bando estabas, desestructuró tu idea de familia y te hizo sentir sola y enfrentada a tus figuras de apego.

Como ves, todas tenemos monstruos. Te propongo que los identifiques y les pongas nombres, que imagines su aspecto incluso, para que ahora en tu edad adulta veas cuándo se expresan. En tus relaciones afectivas, en tu vida laboral por miedo a fallar a tu jefe, en tu economía, en la necesidad de aprobación y reconocimiento externo...

- ¿Cómo se llaman tus monstruos?
- ¿Qué forma tienen? (Tamaño, color, dientes puntiagudos y piel de dragón dura...)
- ¿Cuándo salen de las mazmorras y se apoderan de tu castillo?
- ¿Habláis el mismo idioma? ¿Os entendéis?
- ¿Cómo sueles actuar cuando aparecen?

Te animo a responder a estas preguntas a medida que vas avanzando.

Comienza el viaje

Sin que apenas te lo plantearas, ya nos hemos adentrado en tu fortaleza y dado los primeros pasos de este recorrido. Poco a poco iremos subiendo escaleras y recorriendo todas las áreas que la conforman.

He querido comenzar presentándote un poco mi castillo, mostrándote mis propias mazmorras para que no te asustes. Es normal que haya cosas feas: las mazmorras suelen estar desordenadas al comienzo.

Como comprenderás, nadie nace sabiendo cómo vivir y

muchas veces las condiciones externas tampoco favorecen que nos desarrollemos como seres humanos adaptativos. Pero no te preocupes, en este viaje por el interior de tu fortaleza, comprenderás por dónde empezar y cómo recuperar la armonía de ese hogar que es tu mente.

El libro se desarrolla a lo largo de nueve capítulos en los que encontrarás teoría, técnicas de mejora y de afrontamiento y los materiales necesarios para que construyas y decores tu propia fortaleza, pero con las mejores guías de actuación para que no te pierdas. Comenzaremos, como ya has visto, por la parte más baja y oscura para así ir subiendo y recorriendo los entresijos de esta construcción: tu personalidad, los mejores hábitos para una vida plena, el amor, la sexualidad, el estrés crónico de bajo grado como una de las peores enfermedades, la familia y las herencias emocionales, los vínculos afectivos y la soledad, y, por último, la muerte.

Te darás cuenta de que al final de algunos de los capítulos comparto un espacio de invitación práctica con otras compañeras de profesión que han recorrido conmigo parte de esta fortaleza, ayudándome a levantarla con sus ladrillos y herramientas. Ellas forman parte del equipo de Psicorendimiento, mi proyecto personal, que tiene como objetivo compartir nuestra pasión por la psicología con el mundo.

Comenzó a formarse hace unos años en mi cuenta de Instagram (@luciawesom) y un pódcast con un pequeño micrófono de solapa que me fue abriendo un camino en este complejo campo mientras continuaba formándome como psicóloga sanitaria. Hoy en día, ya no estoy sola. Psicorendimiento no soy solo yo, somos los cientos de personas que han pasado por aquí en la búsqueda de una mejor versión y un espacio de entendimiento y apoyo.

Laura, Beatriz, Lourdes, Irene, Andreea y Lidia son mi equipo. Además, mi amiga y compañera Sara también ha sido una pieza clave en la construcción de este libro. Con ellas el viaje se ha convertido en una aventura.

Ahora sí, que comience la tuya.

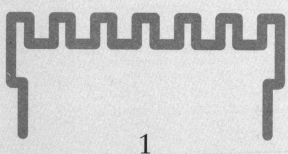

1
LAS MAZMORRAS
Conoce a tus monstruos

Llegamos al mundo con tan solo unos cimientos de base para comenzar a construir. Nuestros cuidadores principales y el lugar y la época en la que nacemos forman esas primeras construcciones en el terreno sobre el cual crecemos. Así pues, no es de extrañar pensar que, **nada más abrir los ojos, venimos con ciertas cualidades y privilegios de forma innata.** El resto del castillo es totalmente adquirido a partir de la observación, emulación y experimentación.

Todo aquello que vivimos a lo largo de nuestra vida va colocando un ladrillo sobre otro de nuestro castillo.

Debemos entender, entonces, que todo deja un rastro emocional en nuestra manera de comportarnos y condiciona la estructura de nuestra vida.

Lo que aprendemos durante los primeros años de vida se refleja en la adolescencia, de igual manera que esto posteriormente se refleja en nuestra edad adulta. No podemos separarnos de la educación y de los mensajes emitidos por nuestros cuidadores principales.

De hecho, estos mensajes nos ayudan a crecer forjando la misma percepción que aquellos tienen sobre nosotras y sobre el mundo que nos rodea, ya que son nuestros ojos, nuestras manos, nuestros oídos, nuestro lenguaje, nuestra validación, nuestra autoestima, nuestra autonomía, nuestra seguridad y confianza lo que se forma a partir de ellos.

Te pongo algunos ejemplos:

- **Si solo eras visible para tus cuidadores principales cuando ganabas o sacabas buenas notas,** aprendiste a validarte únicamente por tus logros y a menospreciarte cuando fallabas.
- **Si, por el contrario, suponían una red de apoyo y sostén incondicional** cuando caías, aprendiste a amarte de una manera sana y segura, sabiendo que eras mucho más que la consecución de tus objetivos.
- **Si te invalidaban emocionalmente** menospreciando tu sufrimiento siempre que llorabas, aprendiste que tus problemas no eran lo suficientemente importantes para ser atendidos y que era mejor callar que volver a sentir el rechazo de la gente que quieres.
- En cambio, **si te daban espacio para llorar** validando tu dolor y generando un ambiente de comunicación,

aprendiste a hablar sobre tus necesidades de una manera empática y asertiva.

- **Si abusaron de ti,** aprendiste que el mundo es un lugar lleno de gente mala y que no debías confiar en nadie, boicoteando tus relaciones afectivas y sintiéndote no merecedora de amor.
- **Si te sobreprotegieron,** aprendiste a que tú sola nunca podrías conseguirlo, a no tener autonomía ni seguridad en tus pasos y en tus decisiones, generando mucho pánico por el futuro y por la incertidumbre.

Como ves, todas las experiencias vividas van colocando ladrillos en nuestra estructura y en la percepción que tenemos de nosotras y del mundo.

Yo creo que tuve una buena infancia. Me crie en compañía de toda mi familia, junto a mis abuelos, primos y tíos. Recuerdo pasarme horas jugando, haciendo muñecos de barro y pócimas mágicas con hojas de diferentes plantas, césped, pétalos y algunos bichos bola en tarros de cristal.

Viví en un pueblo cerca de Madrid, pero no hice relaciones de amistad por allí, ya que iba al cole y a entrenar a la ciudad.

Mis padres estaban pendientes de que no me pasara nada, acompañándome en todo momento y haciéndolo lo mejor que sabían hacer. Mi madre es una persona comunicativa y muy emocional y siempre me tuvo muy sobreprotegida por ser la pequeña; ahora, con el tiempo, pude ver que lo hizo con su mejor intención. En el lado prácticamente opuesto se encuentra mi padre, un hombre bueno sin muchas habilidades comunicativas, preocupado por su familia y volcado en su trabajo, al que nunca vi llorar.

Claramente me parezco a mi madre. En la impulsividad, en la sobreprotección, en la ansiedad, en el miedo, en la inseguridad. Pero también en la comunicación, en el inconformismo, en el desparpajo, en la fuerza motora de sacar adelante todo lo que se ponga en el camino.

Cada uno a su manera ha sabido estar en mi vida cuando los he necesitado y la mayoría de las veces, aunque no siempre, me han apoyado. He de decir que mi relación con ellos se ha transformado mucho con el paso del tiempo. Mario me ayudó a indagar en mi historia y a ver de dónde provenían tantos sentimientos de inferioridad, de exigencia y de odio.

Sí, he dicho odio. Mi adolescencia fue muy violenta y hostil. Algo tan tormentoso que continúo trabajando hoy en día para que no siga condicionando mi castillo y «ensuciando» las áreas que con tanto cariño y amor he podido construir todo este tiempo. Pero ese tema daría para otro libro; por ahora, puedes quedarte con esto.

Mis monstruos, como he explicado antes, nacieron en mis primeros años de vida. O al menos algunos de ellos. Pero con el paso del tiempo (y durante mi adolescencia) se fueron reforzando, cogiendo más y más fuerza, haciéndose más poderosos. Esto durante mucho tiempo me enfrentó a mis padres.

De alguna manera los culpaba de todo lo que me había pasado. Y eso me hacía aún más daño. Es muy duro romper el vínculo más fuerte y poderoso de tu vida, sientes que te arrebatan algo dentro de ti, pero a veces resulta necesario para poder «reordenar» la habitación y no dejarse arrastrar por la creencia social de que a la familia hay que perdonárselo todo por el hecho de serlo.

Para poder construir relaciones sanas, seguras, honestas y respetuosas, a veces hay que destruir lo que venía construido de serie.

Pero volvamos al inicio. Para comprender mi propia historia, y el motivo de que hubiese aprendido a comportarme de cierta manera, tuve que remover, con una mirada compasiva, para poder entender y averiguar el origen de la exigencia y la ansiedad de mi madre.

Fue ahí cuando entendí muchas cosas. Mi madre fue la única chica de los cuatro hijos de un militar del Ejército del Aire. Mi abuela, madre de mi madre, una mujer buena y ama de casa, vivía para y por el cuidado de los suyos. Una mujer entregada, religiosa, amorosa y con una mentalidad despierta y avanzada para aquellos momentos, pero aun así muy limitada en cuanto a su independencia y autonomía. Todos los hermanos de mi madre son militares, tampoco tuvieron otra opción, mi abuelo se sentía muy orgulloso de poder tener una familia «colocada» laboralmente tan joven. Todos, excepto mi madre, que con veinte años y antes de ser madre (solo antes, porque mi abuelo no consentía que fuera de otra manera) se sacó también su puesto fijo como administrativa.

Fue entonces cuando pudo quedarse embarazada de mi

padre, un hombre de pueblo que trabajaba en una fábrica, con un gran corazón, guapo y carismático. Mi abuelo no apoyó la relación en un comienzo, pero más adelante acabó queriéndole como a un hijo. Tanto que hemos vivido siempre puerta con puerta, mis abuelos junto a mis padres y mi hermana.

Entendiendo la vida de mi madre pude comprender la influencia de mi abuelo a través de la educación que nos ha dado a mi hermana y a mí. Y solo así he podido integrar y modular el origen de mis rasgos controladores y autoritarios, perdonar para reordenar nuestra habitación (sí, el vínculo con mi madre) y reconstruir mi estructura desde otra perspectiva.

Aún hoy, mi madre muchas veces sigue poniéndose catastrófica de vez en cuando, queriendo sobreprotegerme o teniendo rasgos controladores que me generan malestar, pero ahora comprendo que lo hace con su mejor intención y con el claro objetivo de protegerme. **Ahora soy capaz de modular mi conducta y no dejarme arrastrar por esa ansiedad,** de tal manera que siempre que pronostica un resultado futuro negativo y de una manera catastrófica y extremadamente preocupante, puedo darle una respuesta moduladora para que se quede tranquila:

—Vale, mamá, gracias por preocuparte tanto por mí. Lo tengo en cuenta.

Podría tratar de enfrentarme, cambiarla, invalidar su miedo y su inseguridad e intentar que entienda la ansiedad que me produce. Pero lo cierto es que no quiero aleccionarla y generar un desequilibrio en los roles de protección y cuidado que, por el simple hecho de ser madre, tiene tan marcados en su interior. No es que no quiera discutir y que por tanto evite el conflicto, es que, **desde la comprensión y el entendimiento, sé que no tengo el poder de cambiar a nadie y que mi respuesta va a ser mucho más adaptativa y va a modular en mayor medida si lo hago desde la calma y desde el conocimiento que desde la ira y el rechazo.**

En psicología, cuando hablamos de «respuesta adaptativa» nos referimos a una respuesta exitosa o apropiada del individuo a una demanda determinada del ambiente: es decir, entendemos que no hay «respuestas buenas» o «respuestas malas», sino que todo se valora en función del contexto.

Me ha costado mucho entender todo esto. Y como antes te dije, aún hay muchos monstruos que siguen (y seguirán) viviendo dentro de mí. Pero ahora tienen su lugar, están en las mazmorras, soy consciente de su existencia y soy capaz de convivir con ellos sin necesidad de obviarlos, rechazarlos, odiarlos o castigarlos por su conducta. Juntos, estamos aprendiendo.

Lo más seguro es que no recuerdes absolutamente nada de tus primeros años de vida, de tu etapa de bebé, y esto es porque durante ese periodo el cerebro no almacena casi ningún recuerdo, ya que está preparándose para aprender y enfrentarse al nuevo mundo que tiene por descubrir.

Pero que no recordemos nada de aquel momento no significa que esa etapa no sea importante para la estructura de nuestro castillo. **Lo cierto es que los bebés son capaces de percibir estados de ánimo, reconocer caras, sentir emociones.** Todo ello gracias a las neuronas espejo, que son un tipo de células nerviosas que se activan para que imitemos de manera inconsciente a otras personas.

Estas neuronas comienzan a trabajar nada más llegamos al mundo y nos permiten aprender mediante la observación y la posterior experimentación. Cabe afirmar, pues, que depende de quién nos rodeemos para que la perspectiva que tengamos sobre el mundo, sobre los demás y sobre nosotras mismas resulte distinta.

Los arquitectos del castillo

Podríamos decir, llegados a este punto, que los adultos de referencia que hay en nuestra vida trabajan, directa o indirectamente, como arquitectos de nuestro castillo. En cuanto al plano emocional, tienen mucho que ver con la construcción de quiénes somos y con el edificio que resulta de todo ello.

Nos ayudan a generar estructuras y planos de nuestro castillo, ya que, sin ellos, no sabríamos ni por dónde comenzar.

Para bien o para mal, los adultos presentes en nuestra infancia nos sirven de ejemplo y de guía.

Por eso es tan importante tener un vínculo seguro con nuestros adultos de referencia durante toda nuestra infancia y adolescencia, etapas vitales en la construcción de quién eres.

Empecemos a hablar de ese vínculo. Estoy segura de que has escuchado ya miles de veces hablar de los tipos de apego que existen, y no me gustaría repetirme. Pero te animo a que continúes leyendo en profundidad y con atención, sin dar por sentado que ya sabes lo que te vas a encontrar. Quizá te sorprendas.

La teoría del apego, impulsada por el psicoanalista John Bowlby, defiende la **necesidad de construir vínculos seguros en nuestra interacción con los demás y hace hincapié en lo importante que resulta tener figuras seguras y constantes durante nuestros primeros años de vida** para un correcto desarrollo psicoafectivo.

Los apegos son los hilos, los lazos emocionales que establecemos con las personas significativas de nuestra vida, aquellas con las que compartimos sentimientos de pertenencia y seguridad. Estos hilos son parte de nuestro tejido emocional.

¿Cuándo comienza a desarrollarse el apego?

Durante los dos primeros meses de vida no hay una figura de apego como tal, sino que cualquier persona puede cuidar de las necesidades vitales del bebé para que salga adelante. A partir de los dos meses es cuando el bebé empieza a reconocer a la figura o figuras de apego, como principal persona cuidadora o principal hilo afectivo sobre el cual su tejido emocional comienza a coger forma.

Entre los seis meses y los tres años, aproximadamente, se empieza a ver una formación mayor de la estructura de apego. Aparece la regulación emocional, aunque todavía se necesita la figura del cuidador o cuidadora para ayudar a ese niño o niña a regularse emocionalmente. Y es a partir de los tres o cuatro años, coincidiendo con el inicio de la etapa escolar, cuando se percibe mayor capacidad de regulación y de control de los impulsos.

Los niños y niñas tendrán una mayor capacidad de afrontamiento, de autonomía, de independencia y de regulación en cuanto a intensidad emocional si han tenido una base segura.

¿Cómo se activa el sistema de apego?

Nuestro sistema de apego se activa o desactiva en situaciones desconocidas que el niño o la niña en cuestión considera amenazantes, y su función es la de proporcionar seguridad. Según la respuesta obtenida y mantenida en el tiempo, cuando este sistema se activa y **el niño busca al adulto de referencia mediante el llanto, la mirada, la protesta... se acaban desarrollando los famosos «tipos de apego»: seguro, ansioso, evitativo, desorganizado.**

Cuando la respuesta ante la protesta es de seguridad, la sensación de unas figuras que están ahí y sostienen el llanto, regulan la intensidad y acomodan su respuesta mediante la calma y compasión, poco a poco, ese sistema de amenaza se va apagando y se mantiene la seguridad.

Dependiendo de las diferentes respuestas obtenidas se puede mantener esa medida de protesta como una búsqueda incesante de cariño, atención y seguridad, que, de no proporcionarse, condicionará su respuesta de cara a situaciones futuras.

¿Cómo se ve reflejado cada tipo de apego?

Pongamos diferentes situaciones, no solo de niños/as pequeños/as en rabietas descontroladas. Más bien momentos cotidianos y normales de interacción.

APEGO SEGURO:
El sentimiento que se desarrolla está basado
en la confianza y en la incondicionalidad.

Laura es una chica de veinte años que comenzó estudiando Administración y Dirección de Empresas en la universidad porque, a sus dieciocho, no sentía que hubiese desarrollado un criterio lo suficientemente formado para saber a qué quería dedicarse. Estaba terminando segundo de carrera, sacando siempre todas las asignaturas, pero no se sentía feliz porque no quería estudiar eso. Tenía la confianza suficiente como para verbalizarlo en casa y, aunque sus padres la animaban a continuar por ese camino, comprendían su malestar y le daban espacio para cuestionarse sus decisiones.

Después de hablarlo durante varios meses, al acabar ese segundo año, Laura propuso en casa parar el curso y darse la oportunidad de estudiar algo más vocacional. Después de ir a terapia, se había enamorado de la psicología y sentía que podría dedicarse a ello. Sus padres al principio tuvieron miedo, pero permanecieron a su lado. Llegaron a un acuerdo mutuo según el cual Laura podría darse la oportunidad de estudiar esa otra carrera y descubrir si realmente era lo que quería, y ellos estarían para apoyarla. Le hicieron ver que no era un fracaso, sino una nueva oportunidad.

Cuatro años después Laura se graduó como psicóloga y comenzó a trabajar en la sección de Recursos Humanos de la empresa en la que estaba de prácticas. Ese solo fue el comienzo para su posterior formación en el ámbito clínico. En este camino, cuando ella dudaba de sí misma y de si lo conseguiría, sus padres siempre estuvieron recordándole lo valiosa que era.

APEGO EVITATIVO:
El sentimiento que se desarrolla está basado en el rechazo y la escasa accesibilidad emocional. La conducta aprendida suele reflejarse en actitudes de distanciamiento emocional para no mostrar vulnerabilidad.

Rubén siempre fue un chico muy querido en casa. Sus padres le brindaron oportunidades de crecimiento y bienes que le permitían cubrir con creces todas sus necesidades. Pero cuando se trataba de verbalizar emociones, no sabía cómo hacerlo.

No recordaba cuándo había sido la última vez que se había sentido valorado por quién era y no por lo que conseguía a nivel laboral. A Rubén no le quedó más remedio que aprender a ser autosuficiente y creció con la idea de que era mejor no necesitar el apoyo y la aprobación de los demás.

Siempre se mostró muy seguro de sí mismo, pero no era más que una barrera que tuvo que aprender a construir para su propia supervivencia emocional.

Aparentemente, cuando Rubén se expuso a un acontecimiento doloroso en su vida adulta, como resultó ser la ruptura con su pareja, demostró distancia emocional, fortaleza y frialdad ante lo sucedido. Internamente, era posible que no lo viviese de la misma manera, pero había aprendido que era mejor no reconocer las cosas de manera explícita para evitar sufrir.

APEGO ANSIOSO:
El sentimiento que se desarrolla está basado en la inconsistencia y en el profundo pánico a ser abandonado de pronto, así que el sistema de alerta está siempre encendido.

Jade no entendía por qué siempre quería controlarlo todo en sus relaciones. Vivía con miedo a ser sustituida por alguien mejor, y desde ese tormento generaba relaciones de dependencia donde constantemente debía comprobar si todo estaba bien.

Ante cualquier cambio aparente en la actitud de su pareja, sentía que su mundo se desmoronaba y tardaba mucho tiempo en calmarse. Necesitaba continuamente sentir la confirmación de estar haciéndolo bien para tener sensación de control.

Sufría pesadillas constantes de que un día su pareja se iría con otra persona y ella misma acababa boicoteando su relación para reafirmarse una y otra vez en su herida de rechazo. Tardaba mucho tiempo en salir de esas relaciones y recaía una y otra vez en ellas porque no le gustaba estar sola. Aunque estuviera sin pareja, necesitaba constantemente tener a alguien cerca que le recordara lo maravillosa que era para sentirse querida.

APEGO DESORGANIZADO:
El sentimiento se desarrolla a partir de una mezcla entre el apego ansioso y el apego evitativo. Está basado en la contradicción y suele estar asociado con experiencias traumáticas o abusivas.

Clara es una chica de diecinueve años que tiene una pareja catorce años mayor que ella, Rodrigo. Sus padres llevan separados desde que era una niña y ha vivido entre su madre y sus abuelos maternos hasta ahora.

Durante su adolescencia estuvo en contacto siempre con el alcohol, ya que su madre bebe desde que ella lo recuerda. Cuando la madre se emborrachaba, a veces cargaba su ira y su frustración contra Clara y le echaba la culpa de que sus parejas se fueran de casa, diciendo que las ahuyentaba con su mala conducta.

Clara expresa que guarda mucha ira dentro y que por nada del mundo querría volver a la casa de su madre, de modo que vive con Rodrigo, quien cuida de ella y la mantiene. Su relación es muy conflictiva y ha llegado en diferentes ocasiones a ser violenta. Ella coge las cosas y se va, pero, al final, acaba volviendo. Se describe como una persona conflictiva, pero a su vez inquebrantable, porque después de todo lo vivido, ya nadie puede hacerle daño.

Cada vez que sentimos una emoción, nuestro cuerpo guarda memoria de la misma. Ya explicaba Antonio Damasio, en su libro *La sensación de lo que ocurre,* que el cuerpo y la emoción juegan un papel fundamental en la construcción de nuestra conciencia. Siempre guarda memoria de lo que ocurrió para recordarlo en el futuro; con un afecto positivo o seguro, la respuesta será la búsqueda de ese refugio; con un afecto negativo será la evitación. Notar las sensaciones (lo que sentimos en nuestras entrañas) nos ayuda a ser mucho más conscientes de nuestras emociones.

Como has visto durante este capítulo, en la infancia aprendemos la forma de relacionarnos con nosotras mismas y con los demás, y estos aprendizajes nos acompañan durante el resto de nuestra vida.

La calidad del afecto que recibimos en nuestros primeros años y la previsibilidad del comportamiento de los padres será lo que dé lugar a los diferentes tipos de apego que influirán en nuestro desarrollo y edad adulta.

En los seres humanos se da una interrelación entre diferentes elementos que constituye la singularidad de nuestra psicología. La mente, la cognición, el cuerpo y la emoción. Todos se influyen unos a otros, y la salud mental consiste en un equilibrio sano entre ellos.

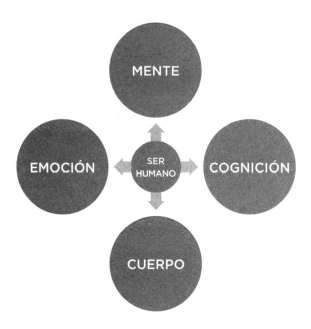

Las personas que en su infancia experimentaron una falta de afecto, con un apego evitativo, darán más importancia a las cogniciones (mente), mientras que las que son incapaces de prever las acciones de los padres y desarrollan un apego ansioso basado en esa incertidumbre y esa inseguridad darán prioridad a las sensaciones corporales (somáticos en el cuerpo), más que a las cogniciones.

Los individuos en cuya infancia existió un equilibrio entre las cogniciones y las sensaciones (apego seguro) serán más equilibrados en la edad adulta y más capaces de actuar de una forma mucho más adaptativa.

Esto quiere decir que aquellas personas que no pudieron encontrar un equilibrio sano en su infancia, en las relaciones consigo mismas y con los demás tratarán de hallarlo mediante factores externos que les hagan no sentir las sensaciones de malestar (comida, drogas, otras personas…), o en factores internos (pensamientos o sensaciones).

Si los padres no actúan como base y refugio seguro, el niño tenderá a buscar otras figuras de apego que cumplan esa función, y de no encontrarlas, buscará los mecanismos de regulación emocional alternativos mencionados. Una activación excesiva en los circuitos implicados en la alarma (ansiedad, amenaza, peligro) aumenta las posibilidades de desarrollar trastornos emocionales graves en la adolescencia y en la edad adulta.

En función de estas interacciones, la persona desarrolla lo que se conoce como modelos operativos internos, que contienen los recuerdos, las creencias, los objetivos y las estrategias creadas en función de las experiencias vividas. Dichos modelos se forman en edades en las que aún no se ha desarrollado el lenguaje, por lo que no quedan recogidos en la memoria explícita; en cambio, sí quedan almacenados en la memoria emocional.

Los modelos operativos son los cimientos de nuestro castillo. Si estos son débiles, el castillo no servirá como refugio cuando aparezcan situaciones difíciles.

Si, por ejemplo, los padres han sido siempre muy estrictos con las notas cuando el niño era pequeño, el adulto esperará que todo su entorno sea muy exigente con lo que hace, por lo que siempre tendrá la sensación de que nada de lo que logra es suficientemente bueno.

Y después de haberte contado todo esto, quiero decirte que **los modelos operativos internos no son rígidos e inflexibles:**

Pueden cambiar en función de la figura de apego, diferente o de una forma determinada con nuestro padre y de otra con nuestra madre; también puede haber modelos operativos que tengan relación con cuidadores secundarios como otros familiares y, por último, y no menos importante, pueden ir variando a lo largo de la vida.

Puede establecerse una relación muy buena con un progenitor en la infancia, que en la adolescencia se vuelva muy mala y que luego vuelva a ser buena en la edad adulta.

Antes de que continúes leyendo y caigamos en el error de pensar que «como nuestros cimientos son débiles mi castillo nunca se sostendrá», quiero darte la mano para que continúes este camino que ya has empezado. Sí, es cierto, los adultos tenemos que autorregularnos para poder regular a los niños.

Por ello, **debemos aprender primero a gestionar nuestras propias emociones, una tarea que no siempre viene hecha de casa.** También quiero decirte que no existe una crianza perfecta, y es probable que todos los adultos con quienes crecimos pasaran por dificultades y por situaciones en las que no estuvieran disponibles para nosotras, para atender nuestras necesidades y para proveernos.

> **Aceptar que esto es así, que los adultos que ha habido en nuestra vida no son ni pueden ser perfectos, es importante. Debemos hacerlo sin buscar culpables, alejados de la ira y el enfado.**

Abrazarnos desde la comprensión y el compromiso de reconstruir nuestra estructura.

Más adelante encontrarás información acerca de la importancia del apego seguro en adultos a la hora de establecer vínculos de amistad o relaciones de pareja sanas, no solo a nivel intrafamiliar.

¿Estás preparada para seguir subiendo plantas?

REPARA TU APEGO CON ESTAS MATRIOSKAS

(Con Laura Muñoz, psicóloga del equipo
de Psicorendimiento)

Piensa en un elemento que seguro conocerás: las muñecas rusas, llamadas matrioskas, símbolo de esa tierra. Representan la fertilidad y la maternidad, entre otros conceptos.

Te invito a que las reconsideres como una herramienta de ayuda terapéutica, ya que en psicología son para mí y muchos otros profesionales un aliado clave para explicar el apego, las heridas del pasado en los vínculos afectivos, el eco que tienen estas en el presente y el autocuidado. También pueden fomentar la sanación de diversas sintomatologías.

En mi caso, mientras hacía mi proceso de terapia para curar mi apego, las matrioskas facilitaron el *insight* («comprender», «entender», «darse cuenta» en psicología) que necesitaba en ese instante para curar lo que dolía de mi pasado, ya que esa huella de memoria me estaba dañando en el presente.

Para que las muñecas nos ayuden cada una debe representar un «yo» determinado, uno que vivió, sintió, experimentó, vio, olió, tocó o fue partícipe de una situación concreta en un momento preciso en el tiempo.

Como sabes, los humanos necesitamos tener cubiertas unas necesidades fisiológicas y emocionales. Abraham Maslow propuso el modelo de pirámide, en cuyos cinco niveles encontramos las necesidades fisiológicas, de seguridad, de afiliación, de reconocimiento y de autorrealización, que hace referencia al desarrollo del ser.

Tras ver estas necesidades me gustaría que reflexionaras durante unos minutos (si te sirve de ayuda, dibuja las matrioskas) si alguna de las muñecas que representa a tu «yo» de cinco, diez, quince, veinte o treinta años, o a cualquier otro en el que vivieras por ejemplo una relación de pareja en la que sufriste maltrato psicológico y no sentiste que tu necesidad de respeto, confianza, afecto y seguridad estuviesen cubiertas. Pregúntate lo siguiente:

1. ¿Hubo alguna necesidad que no fuera cubierta?
2. ¿Quién fue el/los responsables de no satisfacerlas?
3. ¿Cómo se te ocurre que podrían haberse satisfecho?

Gracias al punto 2 y al punto 3 podrás sacar de esa matrioska al padre/madre/cuidador (o a ti misma, puesto que cuando no se cubrió dicha necesidad ya eras adulta y responsable de tu autocuidado) y sustituirlo por una madre/un padre/un cuidador que sí responda ante tu necesidad.

Entenderás entonces que son ellos los que ahora están ahí, metidos en esa matrioska, ofreciéndote justo lo que necesitabas en ese momento, y que esa necesidad carente/herida comienza a cerrarse. Al atribuir a alguien la responsabilidad de esa carencia, no olvides que todo el mundo hace lo que puede con lo que tiene, y así podrás comprender su falta de recursos y perdonarlo.

A estos padres/madres/cuidadores puedes atribuirles un adjetivo. Te pongo el ejemplo de mi propio proceso de terapia:

Mi madre y mi padre no me preguntaron cómo estaba y qué necesitaba durante los años de mi adolescencia, porque ellos tenían un conflicto de pareja y no se daban cuenta de que yo estaba creando mi identidad, explorando y atravesando las dificultades propias de esa etapa.

En mi vida adulta tuve dificultades para darme lo que necesitaba y me apegaba a personas conflictivas, creyendo que eran referencias de cariño y afecto. Por eso cuando hice este ejercicio pude imaginar que sacaba de esas escenas a mis padres y metía a otros padres, a los que denominé «padres luz». Estos me dieron justo aquello que necesitaba y ahora, cuando miro atrás, ya no me duele.

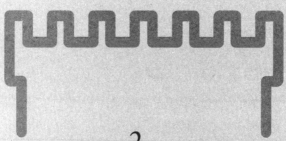

2
El vestíbulo
La integración de la personalidad armónica

Podríamos decir, sin duda alguna, que estamos haciendo más cosas que en ningún otro momento de la historia para mejorar nuestro aspecto físico. Sin embargo, pese a la cantidad de nuevos métodos, intervenciones y trucos destinados a ello, muchas personas siguen sintiéndose muy infelices con su aspecto.

Uno de los estudios más ambiciosos, realizado a escala mundial por el grupo de investigación GFK y publicado en 2015 en la revista *Time*, indicaba que millones de personas de todo el mundo muestran insatisfacción y malestar con su cuerpo. Lo más interesante del estudio era que **el grado de preocupación y la infelicidad que puede sentir una persona por su físico nada tiene que ver con que esta sea «atractiva» o no** (es decir, si cumple o no los requisitos que se aceptan como propios del canon de belleza universal).

Con frecuencia tendemos a pensar que las personas que más se asemejan a ese canon de belleza establecido no tienen motivo para sentir falta de autoestima o de seguridad en una misma.

Es un error.

Nuestro aspecto se presenta como un problema que se puede solucionar gastando dinero, y así es como las industrias de cosmética, alimentación, fitness e incluso «salud» generan la mayor parte de sus ingresos.

Nos hacen pensar que mejorando nuestro aspecto y gastando nuestro dinero en sus productos y servicios tendremos un atractivo mayor y esto se relacionará con una mejor autoestima. Pero como decía al principio, en ningún otro momento de la historia ha habido tantos servicios y productos cuyo único objetivo sea crear una sociedad más joven, más atractiva, más perfecta, con una piel más tersa, una belleza singular, una cintura estrecha, unos cuerpos definidos pero con curvas para que no se pierda lo femenino o con estructuras anchas y grandes para que tampoco se pierda lo masculino. Y podría seguir. Porque la lista no es que sea larga, es que cuando se trata de insatisfacción y de buscar fallos es infinita.

Las tasas de disconformidad con respecto a nuestro físico están más disparadas que nunca y —lo que es todavía más preocupante— en una población cada vez más joven, lo que genera multitud de trastornos asociados a la imagen corporal, que resultan muy problemáticos para el desarrollo de la persona.

Lanzo una pregunta abierta y respetuosa para comenzar este capítulo:

¿Qué estamos haciendo mal? ¿Cómo podemos como individuos no contribuir a una sociedad que premia la apariencia por encima de todo?

Esto podría suponer un antes y un después en la opinión que tienes de ti y del concepto que hasta ahora tienes de autoestima. Por lo menos para mí, hace unos años, dio lugar a un gran cambio de mentalidad.

Voy a contarte una historia, que todo se entiende mucho mejor así:

Sara es una chica de veinticinco años a la que le gusta salir con sus amigas y pasarlo bien. Está terminando el último año de Medicina, le gusta practicar deporte con asiduidad y por lo general tiene unos hábitos bastante buenos en cuanto a alimentación, sueño y gestión del estrés. Vive con sus padres y este último aspecto lo destaca como una lucha constante, no porque haya mala relación, más bien porque tiene ganas de independizarse. Su talón de Aquiles, tal y como ella lo verbaliza, son las relaciones con los hombres.

Tiene la sensación de que se engancha rápidamente de ellos, se define como una persona pasional y entregada, que toma malas decisiones y que siempre se queda atascada en hombres que no le terminan de prestar atención.

Tiene la necesidad de sentir que gusta a los demás

todo el tiempo. De hecho, asume que no es capaz de salir con sus amigas una noche y decir que lo ha pasado bien si no liga. Busca la aprobación constante mediante su físico y eso la lleva a no ser ella misma muchas veces.

Se da cuenta de que siempre finge ser otra persona para poder gustar. Se gasta mucho dinero en ropa, algo de lo que se avergüenza, y dice no ser capaz de salir sin maquillar a la calle. Se ha planteado varias veces hacerse retoques estéticos porque, por el ambiente académico y profesional en el que se mueve, tiene fácil acceso, pero quiere pensárselo bien antes. Evita muchas veces mirarse al espejo para no tener que contemplar su reflejo y se siente incómoda en actividades que impliquen mostrar su cuerpo en público, como ir a entrenar al gimnasio o hacer un plan en la piscina con más gente. Además, sus relaciones sexuales son poco satisfactorias porque siempre se encuentra incómoda con su físico...

Hay varios puntos importantes que destacar en la historia de Sara, con la que siento que cualquiera de nosotras puede llegar a sentirse identificada.

Yo también he sido Sara, y sí, también pensé que mi valor radicaba en mi apariencia.

Cuando pensamos en el vestíbulo de una casa, de un castillo, de un apartamento de la ciudad, pensamos en la entrada, justo lo que ves a continuación de la puerta principal, **lo que podríamos llamar la primera impresión del hogar.** Me gustaría hacer mía esta analogía respecto a nuestra apariencia física no solo basándonos en la imagen corporal, sino también en lo que nuestro aspecto dice de nosotras: cómo es nuestra ropa, nuestra postura, nuestros gestos, el olor corporal o el perfume que usamos, las expresiones que utilizamos o el volumen y el tono de voz que tenemos.

Lo normal es que queramos que el vestíbulo sea lo más agradable posible para nuestros invitados. Que pasen y se deslumbren con la finísima decoración, la originalidad de los acabados y lo limpio y ordenado que está todo. Que se asombren al pasar y, de hecho, quieran quedarse. **Eso hace que nosotras, como anfitrionas del castillo, estemos trabajando sin descanso para mantener esa perfección constantemente.** En consecuencia, muchas veces, sin darnos cuenta, descuidamos otras áreas importantes en nuestro castillo que no se ven a simple vista.

Y yo te pregunto: ¿qué tal si en lugar de querer impresionar constantemente a los demás y sentir su aprobación, decides mejor empezar a sanar la relación que tienes con tu imagen, aceptas tus imperfecciones como parte de ti y te sientas a disfrutar con tus invitados en un ambiente desenfadado, cómodo y seguro?

Eso sería tener un vestíbulo acomodado.

Seguro que alguna vez has visto en una revista de decoración de interiores esas fotografías de casas iluminadas y perfectas con muebles que no te puedes permitir. O has abierto Instagram y has encontrado fotos de modelos fitness con vidas de ensueño que viajan en biquini, mientras tú haces *scroll* y te lamentas por tener el trabajo, la casa, el novio y el cuerpo que tienes. No el suyo.

Hay una autora que me encanta, Mónica Cavallé, que dice en uno de sus libros: «La comparación es el suicidio del ser». Quiero quedarme con estas palabras.

Acabarás pagando un precio muy caro si decoras la casa para que sea un lugar agradable y bonito para los demás, pero no sea un sitio seguro y sostenible para ti.

Ese precio es que la congruencia con tu ser, tu paz y tu tranquilidad están en juego cuando andas constantemente ansiosa por complacer y gustar al resto y no por ser una persona con valores a la que realmente admiras.

Pero ¿qué es eso de los valores que tanto oímos pero que parece que nadie sabe definir? Ah, amiga…, los valores. Hablemos un poco de eso.

¿Dónde encuentras la belleza?

A alguien que vive preocupado únicamente por su imagen corporal (y trate de poner su vestíbulo como el de la revista *Hogar*) es muy fácil tumbarle. Basta con que aparezca una lesión, una enfermedad, un acontecimiento en su vida que le haga desviar sus prioridades y ocuparse de otros asuntos para que de pronto su valor como ser humano se vea reducido a cero.

Esto ocurre porque su valor principal es «gustar a los demás». Esto, por sí mismo, no es malo. De hecho, es lícito **que alguien decida conscientemente que ese sea uno de sus valores principales.**

No estoy aquí para determinar cuáles deben ser tus valores, solo para que hagas un ejercicio de sinceridad contigo misma y te los replantees.

El problema de este valor, el de buscar siempre agradar y gustar al resto, radica en que eso no depende de nosotras mismas.

Estarás de acuerdo conmigo en que, hasta cierto punto, puedes esforzarte todo lo posible y más por cumplir con el canon de belleza establecido, pero no todo depende de ti.

Tienes una estatura determinada, un color de piel, un ancho de caderas, un tipo de pelo, una forma de nariz… De alguna manera naces siendo una absoluta perfección; recuerda que el simple hecho de que estés viva y formada por millones de moléculas que te dan vida es uno de los más remotos milagros.

Muchas veces nada de esto es suficiente.

Estamos tan obcecadas en querer ser de otra manera que somos incapaces de ver nuestra propia belleza.

Porque todos, absolutamente todos los seres humanos tenemos una belleza única e irrepetible. Y ya me lo estoy imaginando... Quizá en estos instantes estás pensando cosas como «pues yo no veo nada de bello en mí...», o quizá «hay gente que objetivamente no es bella...», pero estás completamente equivocada.

La belleza es un concepto, una cualidad que está presente en una cosa, objeto, ser vivo o persona, que produce un placer intenso a la mente y que proviene de las manifestaciones sensoriales. **Podríamos definir la belleza como el esplendor de la forma a través de la materia.**

Ante todo, se encuentra en la mente de quien la aprecia, y se refiere al conjunto de valores, referentes y expectativas. Un complejo de experiencias perceptuales complejas que proporcionan un placer y un significado para quien las admira, **una experiencia subjetiva que no se ajusta nunca a imperativos categóricos y que implica siempre una interpretación personal.**

Por tanto, podríamos decir que el hecho de que hoy estés aquí, leyendo estas líneas, aparentemente en completa tranquilidad pero internamente con millones de procesos activos que te dan vida, bombeando sangre por todo tu cuerpo, poniendo tu corazón a funcionar mientras tus pulmones se expanden, recogen y transforman el aire que te rodea para que puedas respirar, a la vez que procesas la información que recibes en este libro a través de tus ojos y la interpretas gracias a tu cerebro... es (casi) mágico.

No me digas que no es bello. Es increíble.

No luches contra ti misma

Disculpa de antemano si sientes que me pongo demasiado intensa o filosófica. Realmente cuando me paro a profundizar sobre esto, noto que poco a poco la importancia que le he dado tantas veces a mi apariencia física se coloca en un plano mucho más lejano. Porque antes de mi cuerpo, soy muchas otras cosas.

Te contaré algo. Como este es mi libro, me tomo la libertad de hacerlo a mi manera, nunca en línea recta, sino intercalando historias personales con historias profesionales, referencias de otros autores y autoras, reflexiones profundas sobre el sentido de la vida que voy haciendo ladrillo a ladrillo. Verás...

Mientras escribo esto, estoy embarazada.

Supongo que eso también hace que conecte aún más, si cabe, con la profundidad y el sentido de la vida, dándome cuenta de la hermosa capacidad del ser humano de crear vida, sentir amor, emocionarse, soñar, imaginar, hacer realidad. La expresión máxima de la belleza. Vivir en congruencia y presencia con tu cuerpo, abrazando cada parte única e imperfecta que te da forma y te permite estar hoy aquí.

Me parece sencillamente fascinante la cantidad de capacidades que tenemos y que en muchas ocasiones menospreciamos.

Como iba diciendo, estoy embarazada. Mi cuerpo comienza a notarlo. Yo, que siempre he hecho mucho deporte, estoy cambiando. Mis pechos han crecido mucho y no los reconozco en mi cuerpo. Mi vientre ha comenzado a abultarse. He perdido rendimiento y masa muscular durante estos últimos meses. Mis brazos se ensanchan, mis piernas fuertes que me permitían correr rápido se vuelven algo más redondeadas. La ropa ya no me sienta como antes. Mi cabello se apaga y se cae a grandes mechones.

En lo que a mí respecta, **esto podría haber supuesto un desajuste brutal en los pilares de mi autoestima,** más aún en los primeros meses de embarazo, cuando aún no reconoces los pequeños cambios que van surgiendo en tu cuerpo y te miras cada día en el espejo acariciándote el pecho, rodeándote la barriga, sujetando tus brazos…, y te surgen mil y un pensamientos que te desvían de ti.

De pronto salen a la arena cinco leones hambrientos y estás sola, con una espada y apenas una armadura de amazona con la que defenderte ante la fuerza de sus dientes lanzándose directos a devorarte. **Surge una lucha interna en la que afloran tus más profundos temores de no volver a ser como eras,** el miedo a que la gente te mire con compasión pensando «cuánto ha engordado esta chica después de su embarazo», por no volver a recuperar nunca tus marcas deportivas o no tener otra vez el vientre plano.

Podría quedarme aquí, dando vueltas sobre estos asuntos que no dependen de mí y, antes de poder evitarlo, sería devorada por ellos. Estos leones son muy fuertes y saben bien dónde atacarme.

En cambio, antes de enfrentarlos con mi pequeña espada e intentar destruirlos, busco con la mirada una puerta al otro lado del recinto que sirva como vía de escape.

No quiero luchar. No contra mí. No me haré eso a mí misma.

Estoy cansada de enfrentarme conmigo. Toca cambiar de estrategia y hallar una salida. Una de las antorchas de fuego que rodean el recinto es perfecta para mi plan. Asusto a los leones con el fuego mientras busco la puerta que he visto.

Arrojo la antorcha a una de las fieras y consigo abrir la puerta con el hombro. Cruzo, cierro y estoy a salvo. No oigo nada al otro lado. Parece que los leones se han esfumado.

A veces pensamos que en la lucha encontraremos la liberación. Pero muchas veces la no confrontación resulta mucho más eficaz. Claramente los leones me habrían comido si llego a intentar matarlos. Son muy fuertes. Asumir que no es mi guerra y que, de quedarme ahí, solo les habría alimentado es mi victoria personal.

Porque sí, mi cuerpo está cambiando. Seguramente no recupere el cuerpo atlético anterior después de dar a luz. Mis marcas deportivas tampoco serán las mismas, ni mi vientre, ni mi pecho. Mi piel también cambiará. Más arrugas aparecerán. Puede que mis músculos se muevan de lugar y que mi agilidad disminuya. Tampoco seré la misma Lucía que antes.

Quizá alguno de esos leones tuviera razón. Pero aceptando su existencia y no resignándome ante ella, evitando entrar en conflicto con los cambios naturales que toma mi cuerpo y mi nueva aventura como mamá, solo así seré realmente libre. Libre de luchar y de hacerme daño.

> **En la compasión encuentro sanación.**

El lado bueno de la autocompasión

La autocompasión es un abrazo a nuestra esencia más profunda, que tantas veces sufre. Cuando me he criticado con dureza, la compasión hacia mí misma me ha salvado. También cuando me he castigado, cuando he sentido no ser suficiente, cuando me han hecho creer culpable. La única puerta de salida era pasar por la compasión y fundirme en un abrazo conmigo.

Por desgracia, muchas personas confunden la autocompasión con resignación. Pero lo cierto es que no se trata de lo mismo.

> **La autocompasión se refiere a cómo nos tratamos cuando las cosas no nos salen bien o no nos salen como esperábamos.**

Estoy segura de que no te cuesta trabajo mostrar compasión frente al sufrimiento de una buena amiga. Si llama un día a tu puerta contándote que se le está viniendo el mundo encima, se siente atascada en su trabajo porque no le llena, su pareja se ha marchado de casa porque se enamoró de otra persona y ella se encuentra sumergida en una crisis existencial depresiva en la que no encuentra salida a su malestar…, ¿qué le dirías?

Estoy segura de que no le echarías la culpa por seguir en ese trabajo ni por descuidar a su pareja. Todo lo contrario, le prestarías tu ayuda y le propondrías soluciones, paciencia, cariño y apoyo. Le pedirías que no quisiera inmediatamente solucionar todos sus frentes abiertos y que debe comprender que hay muchas cosas en su vida que están cambiando y que necesita tiempo para volver a habituarse. Le prometerías que hay luz tras la tormenta, aunque ahora no pueda verla, le darías la mano para transitar por esa oscuridad y que no se sintiera sola.

La compasión es un comportamiento dirigido a eliminar el sufrimiento y a producir bienestar en quien sufre. Es fundamental para lograr la calma y el bienestar y potencia nuestras relaciones personales.

Muchas personas tienen una connotación negativa de la palabra compasión, porque a veces puede implicar el menosprecio hacia quien sufre. Muchas seguramente pensaréis que no queréis que nadie sienta compasión hacia vosotras. Tal vez sí deseáis amor, apoyo, cariño..., conceptos que tienen otras acepciones más generales que desvirtuarían lo que quiero decir.

Pretendo que entiendas que **la compasión es lo contrario a que el otro se sienta menospreciado, y juega un papel fundamental en la activación de nuestro sistema neurológico del bienestar.** Su importancia terapéutica hay que encuadrarla en el hecho de que es un proceso que ayuda a superar las consecuencias negativas de una autocrítica destructiva, de la culpa y de la vergüenza que tantas veces arrastramos, y que además genera emociones positivas, muy importantes para ser felices y sentir que avanzamos hacia una dirección.

UNA FORTALEZA EN TU MENTE

> **Lo cierto es que casi siempre somos más compasivas con los demás que con nosotras mismas.**

¿Por qué? ¿Y por qué hemos normalizado que sea así? Entendemos y validamos mejor las emociones de quienes nos rodean, y somos capaces de decirle de forma genuina a otra persona que no pasa nada si no llega a todo, mientras nos machacamos internamente y de forma constante si nosotras no llegamos a lo que nos habíamos propuesto en el tiempo que nos estipulamos.

Kristin Neff, psicóloga estadounidense, dice que la autocompasión pasa por estar abierta y conmovida por nuestro propio sufrimiento, experimentar sentimientos de cariño y bondad hacia una misma, tomando una actitud de entendimiento hacia los fallos y las incompetencias propias que no juzgue y reconozca que nuestra experiencia es la parte de la experiencia de toda la humanidad. Además, propone tres elementos primarios en la misma:

- Cariño hacia nosotras mismas
- Darnos cuenta de que somos parte de la humanidad
- Conciencia plena

> **La compasión y la autocompasión activan el sistema de bienestar. Nos generan alegría y calma.**

Nos ayuda a afrontar nuestros fallos, a tomar riesgos, a poner en práctica la competencia, a manejar los conflictos y a crear mejores y más armoniosas relaciones. Puede llegar a ser el centro de nuestra identidad, si encontramos en ella el sentido de nuestra vida.

Existe evidencia de que la flexibilidad cognitiva y los sentimientos marcados por la amabilidad en nuestro día a día incrementan la variabilidad de la tasa cardiaca, que es signo de que los sistemas nerviosos simpático y parasimpático están bien balanceados.

Estamos en armonía cuando sentimos plenitud. Por el contrario, la autocrítica severa acentúa la sensación de amenaza.

Pero para una persona cuya vida ha estado dirigida por la autocrítica y por una mochila emocional marcada por el abandono, el abuso, la dureza y la falta de apego seguro en sus relaciones es muy complicado abrirse de primeras a la compasión. Porque esa persona ha crecido creyendo que, haga lo que haga, nunca es lo bastante bueno como para estar tranquila.

Ser críticas con nosotras mismas se relaciona con una evaluación negativa de nuestro autoconcepto, de nuestra apariencia física, de nuestra conducta, de nuestra personalidad o de atributos que hacemos a nuestra persona. Un nuevo enfoque para tratar dicha dureza parte de poner en práctica el amor compasivo, pero es cierto que, como decía, esto no es fácil para aquellas personas con una autocrítica muy elevada, pues no están abiertas a la compasión. Por el contrario, podríamos fomentar el cierre y elevar la sensación de amenaza.

Por eso para mí es importantísimo, antes de buscar el cultivo de la compasión, reconocer su ausencia en nuestra historia. **Ser conscientes de que la mochila emocional que cargamos a la espalda influye en nuestra manera de comportarnos y entender por qué no llevamos a la práctica esa amabilidad hacia nosotras.** Quizá porque nunca nadie antes la reconoció.

Decía Nietzsche que, para llegar al techo, hay que escuchar a los perros que ladran en el sótano. Y yo te digo:

Para llegar a la torre del castillo hay que comprender la construcción desde sus cimientos y ser conscientes de cuáles son nuestros monstruos más escondidos.

Aceptarlos, integrarlos, perdonarnos por nuestros fallos. El cultivo de la compasión es un proceso de sanación. Y desde aquí, desde mi absoluta presencia, construyo todas y cada una de las áreas de mi castillo.

INTEGRA TUS MINIYÓS PARA CONSTRUIR UNA PERSONALIDAD MÁS SALUDABLE

(Con Beatriz Santos, psicóloga del equipo
de Psicorendimiento)

Siguiendo la línea de los capítulos anteriores, la personalidad puede considerarse como los cimientos de cualquier estructura, algo así como los pilares del castillo. Nos da forma y nos sostiene.

Consideramos personalidad al patrón de rasgos y características que se expresan en casi todas las áreas de la vida de una persona de manera estable y continuada en el tiempo. Todo el mundo tiene una personalidad, nadie está exento de ella.

Theodore Millon, psicólogo estadounidense pionero en la investigación sobre la personalidad, afirma que una personalidad saludable consiste en tener la capacidad para adaptarse al entorno de forma flexible, con una percepción del mundo y de uno mismo constructiva y que promueva la salud. En cambio, hablamos de trastorno de personalidad cuando este patrón de rasgos se vuelve rígido e inamovible, llevando a la persona a caer en bucles constantes y círculos viciosos que se repiten a lo largo de la vida del individuo.

Sería algo así:

Personalidad sana (muelle):
se adapta y se mueve
ante la adversidad

**Personalidad patológica
(caña de bambú):**
se parte a causa
de su rigidez

Ahora vamos a plantear un ejercicio. Para trabajar la flexibilidad y la compasión primero necesitamos identificar las distintas partes que conviven dentro de nosotras. Para esto usaremos un ejercicio basado en la terapia de esquemas de Jeffrey Young. Según este autor, tenemos varios miniyós dentro de nosotras: el «modo niño», el «modo crítico» y el «modo defensa/afrontamiento». A mí me gusta ampliar un poco estos modos y dejar fluir nuestra observación hacia lo que encontremos.

Me gustaría que observases tu diálogo interno y tus comportamientos cotidianos e hicieras lo siguiente: **identificar qué voces aparecen con más frecuencia, qué roles tomas en tu día a día.**

Anota todos los roles que puedas identificar y ponles un nombre, luego intenta definirlos como si fuesen personas independientes a ti. Puedes llamarlos como tú quieras. No hay reglas en esto.

- ¿Tienes una voz crítica que te dice todo lo que debes hacer y te culpa por lo que has hecho mal o lo que no has hecho?
- ¿Tienes una voz infantil, juguetona, risueña, que quiere descansar, divertirse y fluir con la vida?

Así con todos tus roles: obsesiva, cuidadora, madre, herida, miedosa... Puedes escribir y dibujar un máximo de 5-6 personajes.

¿No se te ocurre nada? Verás que sí, es muy fácil. Te pongo algunos ejemplos de miniyós que me han venido a la cabeza: una militar, una niña feliz y una figura triste/apática...

Ahora, hazte una pregunta: todas esas partes, **¿se conocen entre sí? ¿Conocen la existencia de las otras?**

A veces ocurre que cuando una voz toma el mando no escucha al resto; por lo tanto, se produce una descompensación. Se vuelve autoritaria y dominante y no se deja aconsejar o acompañar por los demás personajes. No hay un diálogo interno entre ellas.

No quiere decir que no podamos instalarnos durante unos días o una época en una de ellas (por ejemplo, «la militar» durante una época de mucha carga laboral), sino que podemos colocarnos en cualquiera de las otras cuando las necesitemos y que todo se perciba desde la armonía.

El objetivo principal de este ejercicio se puede resumir en tres partes:

1. **Cuidar al niño interior:** sostenernos cuando nos rompamos, jugar cuando necesitemos divertirnos o escuchar sus heridas y demandas sin juicios. → Atender y regular.
2. **Silenciar los modos críticos:** ir quitando volumen a la parte crítica para que no sea la protagonista de nuestra vida porque nos genera tensión, dolor y sufrimiento cuando suena demasiado alto. No queremos que desaparezca, sino quitarle peso a la culpa y la crítica excesiva. → Quitar dominancia.
3. **Reducir las defensas y modos de afrontamiento disfuncionales:** si huimos, confrontamos, evitamos, nos reímos o compensamos demasiado producirá mucho malestar interno y externo, provocando conflictos con las personas de nuestro alrededor y con nuestros personajes internos. → Ajustar las estrategias de afrontamiento del adulto.

En definitiva, trabajando y tomando conciencia de lo que ocurre en nuestro interior, conseguiremos que nuestro niño interior esté feliz y nuestro adulto esté sano para afrontar todas las adversidades de la vida. Aprender a bailar bajo la lluvia desde una estructura fuerte y flexible a la vez.

Déjame decirte también que este planteamiento está resumido. Un trabajo como este, cuando se realiza en consulta, se visita con más profundidad, pues es necesario tiempo para aprender a trabajarlo de forma consciente. Así que lo más importante es que no te frustres si no te sale rápidamente, porque no es sencillo (aunque lo parezca).

Tan solo relájate y concédete a ti misma el beneficio de mirar por ti.

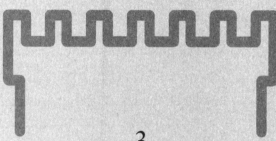

3
La cocina
La importancia
de tus decisiones

Me confieso una auténtica friki de la alimentación. Además de practicar deporte y saber la gran aliada que es la alimentación en mi vida para mejorar mi rendimiento, hace siete años fui diagnosticada de celiaquía tras un año entero de desajustes hormonales, dolores de barriga sin explicación, migrañas, estreñimiento crónico y cambios repentinos de humor. Y no, no era (solo) por la adolescencia.

Lo cierto es que ahora, y cada vez más, se empieza a reconocer la importancia de una alimentación equilibrada para una salud integral. Pero aún hay gente que se extraña de que establezca una relación directa entre las emociones y alimentación. Yo también estuve tan desconectada que realmente pensé que lo que comía no podía afectar a mi personalidad. Pero quiero contarte cómo empezó todo:

Estaba cerca de finalizar el curso. Pronto tendría que tomar la decisión que seguramente marcaría una de las direcciones del rumbo de mi vida. Después de haberme tirado tantos años dentro del modelo educativo convencional no sabía quién era, ni qué se me daba bien, y mucho menos quién quería ser para el resto de mi vida.

Por aquel momento tenía dieciocho años recién cumplidos y acababa de comenzar a ir a terapia. Llevaba apenas unos meses conociendo a mi psicólogo Mario, con quien sentía mucha afinidad. No había pasado una adolescencia fácil. Sé que este es mi libro, y que puedo escribir sobre lo que quiera, pero para que te hagas una idea, no sé si aún me siento preparada para desvelártelo todo. Creo que eso es algo que ni yo misma he hecho en soledad.

Tuve una adolescencia llena de violencia doméstica, malas amistades y peores hábitos. Recuerdo aquellos años con mucho odio hacia mí, hacia la vida. El paso de ir a terapia (por la desesperación que en aquel momento sentían mis padres) fue una pequeña ventana por la que pude comenzar a vislumbrar un poco de amabilidad y compasión.

Mario me hizo ver cosas en mí que nunca antes había reconocido. Yo tenía un pequeño sueño idealizado en mi cabeza antes de comenzar lo que iba a venir después de 2.º de bachillerato (más tarde supe que fue la carrera de Psicología), y él me animó a hacerlo. Quería viajar sola a algún país lejano.

Hablé con mis padres y negociamos la idea de irme si antes me presentaba a los exámenes de acceso a la universidad. Así lo hice.

Aún sin saber qué quería estudiar me presenté a todos y no se me dieron mal. En filosofía saqué un 10 y fui corriendo al instituto para contárselo a mi profesor, que tan duro había sido conmigo durante el curso. Allí me dijo que había sido exigente porque sabía que podía sacar mucho de mí.

El país de destino fue Filipinas. Teníamos un conocido de la familia que vivía allí y podía ayudarme en los primeros pasos por las islas. Así que me fui durante casi tres meses a Davao, y allí comenzó un viaje en el que fui voluntaria en diferentes colegios, hice campañas de recogida de alimentos, pasé los fines de semana ayudando en hospitales de la zona, viajé en barco, en moto, en tuk-tuk, conocí playas vírgenes, me bañé en cascadas con cuevas y descubrí la belleza de la humanidad. Una cara de la vida que no había visto antes.

Pero no todo fue fácil. La soledad también me hizo descubrir muchas cosas de mí. Pasé miedo, vergüenza, dificultad para adaptarme... Mucha de la gente que vivía en esos pequeños poblados no había visto nunca a una chica joven europea por allí. Y menos aún completamente sola.

Lo pasé muy mal con la alimentación. Como expliqué anteriormente, las migrañas, el estreñimiento crónico, los cólicos en la barriga, la hinchazón abdominal eran mi pan de cada día. Pero en aquel momento yo aún no sabía que era celiaca, y la comida de allí era muy pobre en nutrientes.

Se come mucho arroz, mucho trigo, mucha fruta y se fríe en aceite refinado: una alimentación basada en carbohidratos simples. No tenía fácil acceso a carne y pescado fresco, verduras y grasas saludables. Y comencé a estar peor.

Pasé ocho días sin poder ir al baño. Probé todos los remedios naturales que encontré en internet. Recuerdo llorar al teléfono mientras hablaba con mi madre. Algo iba mal. Muy mal.

Quizá en otro capítulo cuente más cosas sobre aquel viaje, aquí quiero centrarme en que, sin saberlo, comenzó la mayor revolución de mi vida. A partir de ese momento tan oscuro descubrí que existe otra manera de alimentarse, de moverse, de pensar, de sentir, de vivir. No cometas el error de creer que estoy exagerando. Derribé por completo la cocina de mi castillo (o lo que había sido hasta aquel momento) y todo comenzó a cambiar.

La revolución de la cocina

En este capítulo quiero centrarme en los buenos hábitos de los que tantas veces hemos oído hablar (alimentación, movimiento y descanso) para nuestro bienestar emocional. Pero quiero hacerlo de manera que no resulte aburrido. Ojalá cale en tus entrañas. Ojalá te remueva, dé luz a alguna parte de oscuridad que escondes, te haga cambiar los muebles de la cocina, pintar los azulejos, renovar la vajilla o restaurar algunos muebles. Lo que sea, llévate lo que sientes que te sirve y desecha lo que no.

Al fin y al cabo, cada uno debe decorar su castillo a su gusto, lo más importante es que sientas que tu hogar es cálido y está acomodado para tu confort.

Como he empezado este capítulo hablando del cambio que sufrió mi alimentación cuando tenía dieciocho años, continuaré desde este punto. No te puedes llegar a imaginar lo que ocurrió a mi vuelta a España. Después de pasar un par de días apreciando mucho más la comida de aquí que antes, llorar cuando salía agua caliente de la ducha o sorprenderme de que tuviéramos tan normalizado que todas las casas tuvieran cisterna en el baño, decidí ir al médico en busca de respuestas.

Entonces comenzó una enorme odisea de analíticas, pruebas, visitas a diferentes profesionales que me miraban con cara rara cuando les decía que no entendía qué me estaba pasando y miraban los análisis de sangre como si el hecho de que todos los valores estuvieran dentro de la media no pudiera albergar ningún fallo... hasta que uno de ellos me escuchó.

Seguimos con las pruebas y llegamos al final: una colonoscopia con biopsia que desvelaría el pésimo estado de mi intestino delgado y una celiaquía no diagnosticada que estaba acabando conmigo.

No fue fácil, para qué nos vamos a engañar. **Mis hábitos hasta aquel momento eran pésimos y estaba en el peor estado de forma que recuerdo.** Después de dejar de nadar con dieciséis años había intentado infinidad de veces apuntarme a gimnasios sin ningún tipo de resultado, porque acababa siempre dejando de ir. Pesaba más que nunca y tampoco comía mucho. Fumaba prácticamente a diario sin llegar a ser una adicción (o, al menos, no una reconocida) porque iba por épocas; era un mal hábito que había normalizado. Y los fines de semana solía beber y trasnochar porque me gustaba salir de fiesta. Comía lo que me preparaban en casa o lo primero que pillaba yo sin preocuparme mucho de su procedencia.

Por eso, cuando me dijeron que era celiaca, me di cuenta de que más del 50 por ciento de mi alimentación estaba basada en productos que llevaban gluten. Menuda movida.

«¿Y ahora qué voy a comer?», fue la pregunta que más me repetía.

Ahí comencé a descubrir otra manera de alimentarme. Rápidamente noté cómo me sentía mejor, cambié mi tostada de pan con mantequilla por un yogur natural con fruta por las mañanas, la pasta con tomate por una carne con verduras y quinoa, las galletas para merendar por frutos secos y una fruta, las cenas de lechuga y tomate (porque aun así quería perder peso) por unos huevos con patata hervida y aguacate... Ya no sentía ansiedad porque estaba saciada y nutrida.

Rápidamente todo comenzó a cambiar. Perdí peso sin seguir ninguna dieta y me sentía mejor conmigo misma. Había comenzado segundo de carrera (las pruebas y la revolución de mi cocina no se hicieron de un día para otro, estoy hablando de un proceso de muchos meses) y pronto mi cuerpo comenzó a dejar de querer fumar. En los descansos entre clases, ya no me apetecía hacerme un cigarrillo. Me sentía tan bien que no padecía ansiedad. El tabaco ya no tenía sentido.

Estos cambios condujeron a que poco a poco quisiera verme aún mejor. Al lado de mi universidad había un polideportivo con piscina y un gimnasio, así que decidí probar qué tal. Como no tenía ni idea de entrenar en una sala de fuerza, comencé apuntándome a clases guiadas de bodycombat, zumba y spinning, y poco a poco fui acercándome más a este mundo. El rato de ir al gimnasio era una excusa perfecta para desconectar, me ayudaba a manejar el estrés del día a día y me aportaba un extra de dopamina para arrancar por las mañanas con más ilusión y energía.

No duré mucho en esas clases. Pronto me di cuenta de que había otra manera de entrenar que no solo era hacer cardio: la desconocida y temida sala de pesas. Entré en contacto por primera vez con el entrenamiento de fuerza cuando me atreví a pedirle a uno de los monitores de la sala que me preparara una rutina para «tonificar» (más tarde entendería que lo que quería era ganar masa muscular, pero pronunciar esas palabras me asustaba porque pensaba que me pondría grande y monstruosa como Hulk). Allí conocí a gente maravillosa que me ayudó en mi proceso, y me hice amiga de mi entrenador Daniel, quien hoy en día es uno de los grandes pilares de mi vida.

Comencé a cambiar de ambiente. Me apetecía seguir entrenando y mejorando, por lo que los sábados quedábamos un grupito para batir nuestros récords personales. Me enamoré de esta disciplina y eso hizo que mi manera de ver el mundo cambiara radicalmente. Salir los fines de semana a emborracharme iba en contra de los valores que ahora estaban comenzando a dirigir mi vida y que tan feliz y orgullosa me estaban haciendo sentir, por lo que dejó de estar tan presente.

Y aquí entra en juego la tercera pata de los hábitos que sostienen y dan forma a mi cocina: el descanso. Como te podrás imaginar, era tarea pendiente para mí. Entre los fines de semana que me gustaba salir hasta por la mañana, la posterior carga que eso suponía los días siguientes, que tenía que madrugar para ir a la universidad, y que entre semana me acostaba tarde por estar con el móvil en la cama…, mis horarios de sueño no estaban siendo respetados. Y algo que comprendí más tarde es que cuando dejas de respetar tu autocuidado, a la única persona a la que haces daño es a ti misma.

El amor propio comienza por el respeto, el cariño y la prioridad de elegirse a una misma en cada momento.

Las pequeñas elecciones que hacemos en nuestro día a día a nivel consciente e inconsciente forman, en esencia, quiénes somos y qué lugar ocupamos en el mundo.

Este no es un libro de alimentación, deporte y descanso. Estoy segura de que ya conoces la importancia y el impacto que esto puede tener en tu vida. En mayor o menor medida eres conocedora de qué hábitos tienen un impacto positivo y un impacto negativo en lo que se refiere tu bienestar. Esto no va de eso, quiero ir un pasito más allá y que realmente no hagas las cosas solo porque lo has leído en un libro, escuchado en un pódcast o tu *influencer* favorita te haya dicho que a ella le funciona despertarse a las cinco de la mañana y darse un baño en hielo al amanecer.

Quiero que este camino lo descubras tú, y te dejes guiar por esa intuición y sabiduría interna que todas tenemos, pero de la que nos hemos desconectado. **Tu cuerpo está hecho para nutrirse,** tu sistema digestivo funciona con la gasolina correcta, tu sistema hormonal se equilibra cuando hay homeostasis en tu cuerpo, tu cerebro funciona cuando está descansado y se siente a salvo, tu cuerpo aprende por medio de la observación y la repetición, y todo lo que no entrenamos acaba atrofiándose.

Tus capacidades no mejorarán con el paso de los años si no las pones en práctica cada día. Tu agilidad, tus reflejos, tu flexibilidad, tu fuerza, tu rapidez son capacidades para las que naciste predispuesta y forman parte de la esencia de todo ser humano. Por lo que no es de extrañar que, cuando las pones en práctica, te encuentres más conectada con tu «esencia» y más en sintonía contigo.

Encuentra tus motivos

Como he dicho, no se trata de leer aquí qué debes hacer. Eso deberás descubrirlo tú. Es tu castillo, quizá esta guía te ayude a hacer una revisión de cuáles son las áreas que lo componen y cuáles de ellas necesitan mayor atención por tu parte. Pero lejos de hacer un libro lleno de dogmas y normas estrictas que deben dictar la dirección de tu vida, quiero que te llenes de una mirada amorosa, amable y compasiva hacia tu persona y comprendas que mereces lo mejor.

Solo desde la aceptación de que hay algo que puede ser cambiado, la comprensión y el perdón podremos acercarnos a una versión más evolucionada de nosotras mismas.

Las personas que viven constantemente castigándose por los errores y enfadadas con el mundo no pueden ser felices.

Dímelo a mí, que estuve durante muchos años en lucha conmigo y siempre acababa perdiendo. Todas sabemos que el azúcar, las harinas refinadas, el alcohol, los embutidos de mala calidad, las comidas pesadas, las salsas y los refrescos no son alimentos que deban estar presentes en nuestro día a día.

También sabemos que, fijándonos en los datos publicados por la OMS, la inactividad física es el cuarto factor de riesgo de mortalidad más importante. Este factor de riesgo se extiende cada vez más por muchos países y repercute en la salud de la población mundial como el primer desencadenante de enfermedades no transmisibles. Estas son de larga duración, evolucionan lentamente y ocasionan elevados gastos para los sistemas de salud. Enfermedades cardiovasculares, diabetes y cáncer son algunas de ellas.

Conocemos que los problemas de sueño constituyen una epidemia global que amenaza la salud y la calidad de nuestra vida, ya que tiene impactos altamente nocivos para nuestra salud, tanto física como mental.

«Sí, Lucía, ya me sé la teoría», me dirás.

Entonces, ¿por qué si eres consciente de la parte teórica de la situación sigues sin ser consecuente con tus acciones? ¿Por qué cuesta tanto?

Yo tengo una teoría al respecto.

No has encontrado (aún) ningún motivo de peso real que te afecte tanto directamente como para necesitar cambiar.

Estamos programadas por nuestros hábitos. Para reiniciar por completo un funcionamiento que lleva años en marcha (por ejemplo, una adicción al tabaco) tiene que haber algo que haga que se caiga el sistema por completo (la aparición de una mancha en el pulmón).

Por eso mi acercamiento al cambio lo hago desde la información (los datos expuestos con anterioridad) y también la amabilidad, el perdón, el autocuidado. Esa mirada autocompasiva de la que he hablado en capítulos anteriores. Porque solo desde ahí tomaremos realmente conciencia de que hay algo que debe ser cambiado, y podremos actuar en consecuencia.

En ningún otro momento de la historia hemos vivido más que ahora. Hace unos cien años, una persona con sesenta era perfectamente percibida como anciana y vivir hasta los ochenta era un privilegio. Pero el avance de la civilización, de la ciencia y del progreso tecnológico ha logrado ampliar la edad media de mortalidad, permitiéndonos esquivar y sortear enfermedades infecciosas que antes acababan con nuestra vida en un abrir y cerrar de ojos. También los avances en medicina y cirugía nos permiten una detección precoz de enfermedades y extirpar tumores, entre otros.

Pero a medida que el progreso ha ido eliminando grandes enemigos para la humanidad, han ido apareciendo otros: diabetes, obesidad, hipertensión, alergias, trastornos autoinmunes, miopía, artritis, enfermedades cardiovasculares, depresión, ansiedad... Si bien es cierto que no son afecciones recientes (ya que existían registros de algunas de estas enfermedades hace miles de años), no podemos negar el evidente incremento, considerándolos trastornos normales hoy en día.

Esto afecta a muchas personas y cada vez en edades más tempranas. Vivimos más, pero no vivimos mejor. Lo que pasa es que, gracias a todos los avances, sobrevivimos a todo (o a prácticamente todo).

Por lo que **mi propuesta en este capítulo es dar un paso hacia atrás en la comodidad para dar un paso más hacia delante en lo que respecta a tu salud y coger las riendas.**

«Nuestros genes están mejor adaptados a combatir la penuria que a enfrentar la abundancia». Paolo Rossi

El problema verdaderamente no comienza a surgir por los avances tecnológicos. La evolución como sociedad ha traído claras mejoras para la humanidad, y no debemos descartarlas por el simple hecho de que antes no se utilizaban. Los avances en ciencia y medicina nos permiten conocer los entresijos de nuestra biología y todos los procesos fisiológicos que nos mantienen con vida, y gracias a ellos, mejorarla.

El problema viene cuando ciertos cambios a nivel social o tecnológico atentan directamente contra nuestra biología más básica. A esto me refiero con dar un paso hacia atrás en la comodidad, en la rapidez, en la multitarea, en el querer ser eficiente con todo. Porque hay procesos que rigen nuestra biología que no debemos saltarnos, principios evolutivos que si no tenemos en cuenta harán aparecer las enfermedades.

Si nos paramos a pensarlo con frialdad, podemos comparar el mundo moderno con una especie de granja donde los animales somos nosotras. Encerradas la mayor parte del tiempo en nuestras casas, separadas de nuestro hábitat natural, donde el alimento fresco que antes consumíamos ahora aparece envasado al vacío entre plásticos y creado en un laboratorio como si fuera un pienso.

Ya no necesitamos movernos como antes. Nos tiramos horas y horas sentadas frente a las pantallas de un ordenador, un smartphone o una televisión que gobierna nuestras vidas, y algunas tenemos dispositivos electrónicos atados a la muñeca que nos calculan el número de pasos que damos al día, teniendo que esforzarnos y obligarnos a movernos más.

La vida moderna nos ha hecho olvidar que antes respetábamos las estaciones y los ciclos naturales de luz y oscuridad,

pues ahora podemos pasar todo el tiempo a la misma temperatura y con luces artificiales en mitad de la noche. Nuestras relaciones sociales se limitan al intercambio de mensajería instantánea a través de una pantalla que nos consume una media de 5 horas y 45 minutos diarios (el 35 por ciento del día la población más joven) y 3 horas y 40 minutos de media la población a partir de los treinta y cinco años.

> **Hemos perdido la capacidad de hacer conexiones reales y darles el valor que merecen.**

La mayor parte de nosotras nos encontramos en una rueda de hámster donde cada día tenemos cientos de notificaciones que atender al teléfono móvil y nos pasamos las horas apagando fuegos. Esto es algo de lo que hablaré un poquito más adelante, en el capítulo de la biblioteca, donde explico que el cortisol lleva la cuenta.

No se trata de que de pronto volvamos a dormir en el suelo, estemos incómodas y no aprovechemos de los avances de la tecnología, tan solo de que tomemos conciencia de que nuestro cuerpo se forjó en la adversidad.

Nuestro cerebro tenía circuitos de recompensa y de placer ante conductas que favorecían nuestra supervivencia y reproducción en un entorno natural, saliendo a cazar y a buscar comida, por ejemplo. Pero ahora podemos encontrar placer a un simple clic.

- **¿Quieres algo?** Pídelo y en menos de veinticuatro horas lo tienes en casa.
- **¿Te aburres?** Puedes consumir horas de contenido vacío en las redes sociales.
- **¿Te encuentras sola?** Puedes visitar cientos de páginas gratuitas llenas de pornografía sin que te suponga un gran esfuerzo.
- **¿Te sientes triste?** Navega durante horas por internet y busca entretenimiento.

Las mismas herramientas que nos dan más control sobre la naturaleza nos hacen perder el control sobre nuestro propio cuerpo. Y repito, el objetivo no es que nos volvamos unas extremistas que optan por la incomodidad. Más bien es que encontremos pequeñas propuestas en nuestros hábitos que nos mantengan conectadas a nuestra naturaleza interna.

Amuebla tu cocina en cuatro pasos

Me voy a centrar en cuatro aspectos principales que deben sostener la cocina de tu castillo. Llamémoslo las cuatro patas de la mesa de la cocina sobre la que cada día te sientas a comer, trabajar, leer...

Movimiento

Al comienzo de este capítulo te he explicado a través de mi historia personal cómo el movimiento ha influido de diferentes maneras en mi manera de ver el mundo. Somos los únicos animales de todas las especies que hacemos ejercicio. Las aves se desplazan volando, los peces nadan, los perros corren y los leones salen a cazar. Para ellos no es algo opcional, es algo necesario para su supervivencia. Y para nosotras en el pasado también era así.

No necesitábamos ir al gimnasio a caminar durante dos horas en una cinta, hacer una clase enfocada a glúteos y abdomen o seguir una tabla de pecho-bíceps que te indica los movimientos que debes ejecutar. No hay nada de malo en habernos adaptado (y mucho menos en hacer nada de esto), lo que quiero enseñarte es que de manera natural hemos ido perdiendo muchas cualidades que eran innatas a nuestra especie humana. Y es momento de recuperarlas.

El movimiento debería formar parte de nuestra vida, de una forma u otra, y quizá sea hora de que vayas encontrando la tuya.

Elegir subir a casa por las escaleras, ir a hacer la compra andando, apuntarte a clases de baile, salir con la bicicleta un domingo por la mañana para ir a visitar a tus padres que viven a diez minutos en coche son cosas que están en nuestra mano que podemos cambiar. Por eso, mi propuesta es que el movimiento forme parte de tu vida, sin que se convierta en el centro de esta y mucho menos en una obligación rígida que no se puede transformar y amoldar.

Alimentación

Paradójicamente, **a medida que ha ido avanzando la ciencia de la nutrición, comemos peor.** Hemos descubierto los macronutrientes, las calorías, las proteínas y los micronutrientes. Muchas de nosotras también nos hemos interesado en averiguar las funciones de diferentes hormonas en nuestra salud hormonal o la regulación de nuestra saciedad. Pero tengo la sensación de que tanto exceso de información y tan minucioso detalle ha hecho que perdamos de vista lo verdaderamente importante: los alimentos y su origen.

Como me gusta hablar de animales (porque no dejamos de ser animales), te invito a que reflexiones sobre que **ningún otro en la naturaleza necesita seguir una dieta estricta ni una pauta alimentaria para estar fuerte o sano,** por lo que seguramente tú tampoco lo hagas.

Nos hemos desconectado de nuestras necesidades esenciales. Hay muchos productos que nos venden como comida, pero cuyos ingredientes no son alimentos en su mayor parte.

Por ello, lo verdaderamente importante es que aprendamos a identificar qué es la comida de verdad y a usarla en nuestro verdadero beneficio, en la nutrición de nuestras funciones esenciales y el correcto funcionamiento de nuestras hormonas para volver a conectarnos con las necesidades más básicas. No perder de vista lo importante es primordial.

- ¿Qué estoy comiendo?
- ¿Cómo elijo los alimentos?
- ¿Puedo escoger una opción más saludable para mi día a día?

Descanso

Vivimos en un planeta que gira sobre su propio eje cada veinticuatro horas, y eso nos ayuda a alternar periodos de luz y oscuridad. Este ritmo natural está integrado en nuestros genes y sincroniza nuestro propio reloj biológico, que se encarga de coordinar los procesos fisiológicos. Son los llamados ritmos circadianos.

El problema surge, una vez más, en que en el mundo en que vivimos y en la sociedad moderna se difuminan los límites entre el día y la noche, porque pasamos gran parte del día en un espacio interior, sin acceso a la luz del sol y nos exponemos a luces artificiales durante la noche.

El resultado es un grandísimo desajuste en nuestros ritmos, que por supuesto nos perjudica, entre otras cosas, en nuestro descanso. El sueño suele ser frecuentemente considerado como algo prescindible, al menos en la medida en que a corto plazo no creemos que influya demasiado en nuestra calidad de vida. Y aunque este punto es importante y debemos tenerlo en cuenta, el problema no son tanto los efectos a corto plazo, sino a medio y largo.

La falta de sueño altera nuestro estado mental y puede ocasionar síntomas depresivos y ansiosos, además de otros problemas de salud, ya que está estrechamente relacionada con un acortamiento de la esperanza de vida según los estudios epidemiológicos. Se relaciona con un mayor riesgo de enfermedades cardiovasculares, metabólicas, neurológicas y obesidad. No se limita solo a sentirnos más cansadas o a evitar los procesos necesarios de regeneración celular.

Algunas consideraciones que hay que tener en cuenta para mantener una correcta higiene en nuestro descanso pueden ser:

- **Usa la cama solo para descansar.** Si te acostumbras a realizar otras actividades como comer, estar con el móvil o ver la televisión en otra habitación, enseñarás a tu cuerpo que irte a la cama es el momento de ir a dormir.
- **Baja el ritmo las últimas horas.** Empieza a prepararte al menos una hora antes de ir a la cama, relajando el entorno y la mente.
- **Resuelve preocupaciones.** Antes de acostarte, si te ayuda, puedes hacer una lista de las cosas que hacer al día siguiente o de las preocupaciones que tienes para aclarar la mente. Después sencillamente respira con los ojos cerrados durante tres minutos interiorizando el mensaje de que todo está bien y que ahora no vas a poder solucionar nada de eso.
- **Evita cualquier tipo de estimulante que pueda mantenerte despierto.** Hoy en día hacemos mucho uso de la cafeína para todo, y nos dificulta la capacidad de conciliar el sueño y dormir de forma profunda. Trata de no consumir ningún alimento/bebida con cafeína después de comer.
- **Crea una pequeña rutina de sueño.** En lugar de acudir a las pantallas, una lectura placentera junto a una bebida caliente sin estimulantes puede ser una buena opción.

Conexiones sociales

La última pata de la mesa y la que, en numerosas ocasiones, más nos salva: las conexiones sociales. Unos miles de millones de años atrás, solo era posible que como especie sobreviviéramos si estábamos en grupo. De hecho, hacíamos muy pocas cosas en solitario. La compañía ofrecía protección, seguridad, pertenencia e identidad, y, en cambio, la soledad prolongada representaba una muerte segura.

Si bien es cierto que ahora no corremos el peligro de que un tigre nos devore, seguimos necesitando estar en conexión. Ahora podemos vivir sin contacto social, existe la opción de encerrarnos en casa y trabajar a través de nuestras pantallas, donde no es necesario hablar con otras personas ni crear círculos de seguridad, pero la historia de nuestros genes habla por sí misma y nos indica que siguen esperando formar parte de un grupo.

En el capítulo del jardín podrás encontrar mucha más información acerca de la necesidad de generar relaciones sociales de calidad y seguridad, ya que es uno de los mayores predictores de la salud futura y al cual muchas veces (y en parte por culpa de este ritmo frenético de la sociedad) prestamos poca atención. Si te has de quedar con algo de esta última pata de la mesa es que es importante que no nos desconectemos de nuestras relaciones, o acabaremos enfermando por la falta de conexión y la soledad.

La importancia de los hábitos es, en esencia, la importancia de quién decides ser cada día. Hace no mucho leí que:

El proceso de transformación comienza con una intención. Esta se transforma en una acción que, repetida en el tiempo, da lugar a una práctica.

Una vez que la práctica se vuelve una constante, se denomina una consistencia que si repetimos cada día y de forma automática se convierte en un hábito.

Y por último, y como resultado de ello, **te conviertes tú.**

Ese es el poder de los hábitos.

Los cambios que necesitamos para optimizar nuestra salud y un correcto funcionamiento de nuestro organismo son mucho más pequeños de lo que imaginamos.

Por supuesto que podemos seguir comprando nuestra comida en el supermercado y usando el coche para ir al trabajo, no me gustan los extremos y creo que la salud va ligada a la flexibilidad y no a la rigidez ni a las reglas inquebrantables. Pero siempre debemos invitarnos a leer y a reflexionar, aplicando lo que nos sea útil y efectivo y descartando lo innecesario.

Te garantizo que no es necesario que te despiertes a las seis de la mañana y des un paseo de dos horas de diez mil pasos, escribas los agradecimientos y medites al llegar a casa y te des una ducha de agua fría para comenzar tu día.

Lo que sí es necesario es que seas consciente del origen de tus alimentos, de la cantidad de movimiento que acumulas en tu semana, de la calidad de tu descanso, de tus relaciones sociales y de la capacidad que has desarrollado para gestionar situaciones estresantes en tu día a día.

TOMA DE TIERRA

(Con Lourdes Infante,
psicóloga del equipo de Psicorendimiento)

Según mi experiencia, es necesario abordar la salud desde un punto integrador en el que tanto los planos físicos, psicológicos y emocionales pueden sumar o restar a nuestro bienestar.

En este espacio voy a hacer hincapié en una práctica muy sencilla que cambió mis hábitos y mi estado de ansiedad, respaldada por la suficiente evidencia científica como para que se haya convertido en una forma de vida para muchas personas y en una práctica como tratamiento para muchos doctores.

Estoy hablando de lo que se conoce como *grounding* o *earthing*. ¿Qué significa exactamente?, ¿cómo se lleva a cabo?, ¿cuáles son sus beneficios?

Traducido literalmente significa «toma de tierra» y consiste en andar descalzo por la naturaleza y vincularse con ella tanto en sentido figurado como literal, tomando contacto con la misma.

Esta técnica está especialmente indicada para personas que atraviesan momentos de ansiedad y estrés (entre muchos otros, pero en este espacio hablaremos de estos dos). Fisiológicamente hablando, el *grounding* ayuda a la reducción del cortisol, lo que regulará los neurotransmisores que intervienen cuando aparece el estrés y la ansiedad, bajando su intensidad y haciendo que tu cuerpo se calme.

Emocionalmente hablando, al ponerla en práctica, **llevará tu atención al presente,** y tal cosa te permitirá regular los sentimientos de preocupación, angustia y pánico, así como los pensamientos y recuerdos que te resultan negativos.

La explicación científica de por qué funciona esta práctica es la siguiente: la clave está en que el organismo es un conductor de electricidad. El cuerpo humano está cargado positivamente, y la tierra es la fuente de electrones más grande que existe (carga negativa). Esto permite que nuestro cuerpo descargue la energía electroestática que acumula y absorba los iones cargados negativamente de la tierra, logrando el equilibrio necesario para el buen funcionamiento de nuestras mitocondrias.

Antiguamente, los seres humanos obtenían este intercambio eléctrico con el suelo diariamente, pero la vida en las ciudades y el uso de zapatos con suela de goma disminuyeron este contacto natural y necesario.

A continuación, te voy a explicar dos variantes para que puedas poner en práctica esta técnica:

1. Técnica de *grounding 5-4-3-2-1*

Esta variante es útil especialmente cuando estás sufriendo un ataque de ansiedad, para poder recuperar la calma.

En el momento en el que empieces a sentir que la ansiedad aumenta, concéntrate en tu respiración. Hazlo con respiraciones lentas y profundas, prestando atención en la exhalación.

Cuando alcances mayor consciencia de cómo entra y sale el aire empieza a pensar en 5-4-3-2-1 de la siguiente manera:

- 5 cosas que puedas ver.
- 4 cosas que puedas tocar y cuya textura puedas sentir.
- 3 que puedas oír.
- 2 olores a tu alrededor.
- 1 alimento que puedas saborear. Si no tienes nada de eso a mano, concéntrate en el sabor de tu boca.

2. Técnica de respiración y «pies sobre la tierra»
Para esta técnica tienes que estar descalza y sentarte en una silla que te permita apoyar bien los pies en el suelo. Empieza respirando normalmente y poco a poco intenta inhalar y exhalar cada vez más profundamente.

Después de haberlo hecho durante 2-3 minutos, cuando sientas que tu respiración es profunda y constante, lleva tu atención a las plantas de tus pies.

Analiza detenidamente tus sensaciones, la textura del suelo, la temperatura, la humedad... Hazlo durante tres minutos.

Al concentrarte en las plantas de los pies y en la tierra te centras en el ahora, además de estar reduciendo fisiológicamente tus niveles de cortisol. ¿En qué lugares puedo realizar esta práctica? Los sitios más aconsejables son:

- Playa.
- Tierra.
- Hierba.

Lo recomendable es hacerlo una media de treinta minutos al día, pero si no puedes hacerlo de manera diaria y durante ese tiempo, intenta hacerlo al menos una vez a la semana o lo que esté dentro de tus posibilidades, **recuerda que 1>0.**

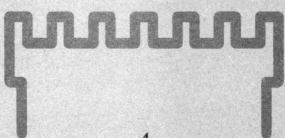

4

El dormitorio

El amor adulto

Al plantearme escribir este libro, no podía obviar dedicar una de las habitaciones a las relaciones de pareja, estrechamente relacionadas con la teoría del apego infantil que expuse en los primeros capítulos, que nos dio un contexto y una comprensión profunda de nuestra manera de vincularnos con otras personas. Por eso, el dormitorio está plenamente dedicado al apego adulto, en el contexto de los vínculos amorosos, con el objetivo de **ofrecerte una guía práctica para construir una buena relación** o mejorar la que ya tienes.

Como ves, es una de las habitaciones que más arriba he colocado. Comenzamos por las bases de la construcción que tenemos como individuos y el conocimiento de nuestra personalidad: las mazmorras (nuestros cimientos y nuestros traumas), el vestíbulo (qué lugar ocupamos en el mundo y cómo queremos ser reconocidas), la cocina (cuáles son nuestras rutinas en virtud de quienes somos) y, ahora, el dormitorio. Con quién decidimos compartir parte de nuestra vida y a partir de qué hacemos esas elecciones.

La teoría define tres estilos de apego o maneras de relacionarse, percibir la intimidad y responder ante ella en lo que a su pareja respecta. Esto es equiparable a la respuesta que se da entre los niños y sus progenitores: **seguridad, ansiedad y evitación.**

A grandes rasgos, aquellas que se sienten seguras están a gusto en situaciones de intimidad y suelen ser personas cálidas y cariñosas; aquellas que se sienten inseguras, del tipo ansioso, anhelan constantemente la intimidad y tienden a obsesionarse con sus relaciones, acostumbrándose a tener conductas controladoras y obsesivas; y las personas que se caracterizan por respuestas más evasivas en la intimidad sienten que el entablar un vínculo con alguien supone una pérdida de su independencia y huyen constantemente del compromiso y el acercamiento.

Comprendiendo el funcionamiento de las diferentes formas que tenemos de responder ante situaciones conflictivas en nuestra relación, podemos generar un esquema sencillo y bastante fiable para predecir la conducta de las personas en el contexto romántico.

De hecho, esta es una de las cosas más importantes que hemos de entender. Parte de la idea de que estamos programadas de base para comportarnos de manera predeterminada en nuestras relaciones. Antes de que vayamos corriendo y pensemos que «toda la culpa de esto la tienen mis padres», quiero decirte que no es cierto. **Si bien la relación con los progenitores es un factor determinante, los estilos de apego** en adultos dependen de una diversidad de experiencias vitales, en las que la persona va desarrollándose y reprogramando su estructura relacional.

Quiero contarte una historia para poner en contexto e introducir este amplio campo. Es una historia basada en hechos reales, pero, como siempre, con otros nombres. Es la de mi paciente Sofía.

Sofía conoció a Bruno a través de una aplicación de citas. Se vieron en un par de ocasiones acompañados de amigos antes de comenzar a quedar en solitario y ella le describía como un chico increíblemente atractivo. Le cautivó su mirada y el don de gentes que presentaba frente a los demás. Lo que más la sedujo fue que, desde un comienzo, su relación fue muy intensa y espontánea. Sus palabras reflejaban promesas de un futuro en común que la llenaban de esperanza, le decía cosas como «vente a pasar el finde a mi casa» o «me encanta despertarme por las mañanas y verte». Ella rápidamente se quedó enganchada a esa posibilidad de mudarse a vivir a su castillo y acostarse en su atractivo dormitorio cada noche.

Sin embargo, si hubiese escuchado con atención el resto de las señales que Bruno le iba mandando, habría podido percibir también un discurso algo contradictorio e incongruente con su promesa futura, señales o red flags (como decimos ahora los modernos) que indicaban que él temía realmente el compromiso. En diferentes ocasiones había dejado caer que nunca antes había tenido una relación estable y sana, que siempre acababa por aburrirse de sus anteriores parejas y sentía constantemente la necesidad de buscar otras, por lo que había sido infiel.

Algo dentro de Sofía se había encendido. En parte era consciente de que se estaba metiendo en arenas movedizas, pero también se autoconvencía de que no sería para tanto y que sabría salir a tiempo. Ella pensaba que podría hacerle cambiar de opinión porque estaban tan bien juntos que sería imposible que aquello le ocurriera otra vez. Nada le importaba tanto como estar con él, pero al mismo tiempo dentro de Sofía continuaba una pequeña lucecita intermitente que la avisaba del peligro.

A medida que fueron formalizando aquella relación, las conductas incongruentes aparecieron con más frecuencia y su obsesión por comprenderlo también. De pronto Bruno no le prestaba tanta atención. Los fines de semana parecía siempre tener planes o imprevistos que surgían, y entre semana las conversaciones giraban en torno a lo liado que estaba con su negocio. Empezó a decirle a Sofía que estaba demasiado ocupado como para quedar esa semana. Ella aceptaba y lo entendía, pero por dentro tenía la intuición de que algo iba mal. Cada vez se sentía más angustiada, la sensación se le escapaba de control y siempre estaba pendiente de su paradero a través de las redes sociales.

Desarrolló un sentido arácnido para detectar señales de que pudiera estar prestando atención a otras chicas.

Revisaba constantemente sus redes y sus interacciones con otros perfiles, lo que la mantenía con esa sensación de «me va a sustituir». En cambio, Bruno se las apañaba para darle con cuentagotas la dosis necesaria de veneno en forma de reforzamiento o sexo apasionado que mantenía a Sofía adicta. Tan pronto le surgía un imprevisto como le pedía disculpas y hacía un pequeño acto romántico que compensaba el daño anterior.

Esta montaña rusa pronto le pasó factura a Sofía, quien, sin darse cuenta, había estado aislándose de sus amigos y familiares porque no aprobaban su relación con Bruno, y además siempre esperaba a hacer planes de él para poder reunirse. Sus allegados la sentían vacía, triste y agotada cuando estaba lejos de él y demasiado excitada y/o eufórica cuando «estaban bien», lo que les hacía sospechar que esta relación tan inestable hacía que Sofía llevara una vida disociada frente a ellos para evitar que la vieran sufrir.

Había perdido por completo el interés por su vida antes de él y aquellas cosas que la definían y la hacían única. Al tiempo, la relación no pudo soportar tanta tensión y Bruno puso punto final porque se sentía ahogado.

Al principio (como en toda relación), Sofía estaba impregnada de un aura de ilusión y felicidad por haber conocido a Bruno, pero a medida que este vínculo fue avanzando también lo hizo su obsesión por él, y esa aura de luz dio paso a la ansiedad y a la inseguridad constante.

Pasaba más tiempo mirando el teléfono y esperando una llamada de él que disfrutando de sus amistades y estando realmente presente. A pesar de que era consciente de que a Bruno se le podía considerar una persona problemática y con dificultad en el compromiso, Sofía no parecía reunir el valor para dejarle.

Estoy segura de que en este punto reconoces a Sofía en alguien de tu entorno. Ya sea tu hermano, tu mejor amiga o tu primo segundo. O quizá en ti.

Y si es así, te habrán surgido muchas dudas en lo que a esto respecta:

- ¿Por qué una chica con tantos recursos, con tanta seguridad y autoestima actuaba bajo esa indefensión?
- ¿Cómo es posible que después de haber demostrado ser tan resiliente pareciera imposible que saliera de esa relación tan tormentosa?

La psicología parecía tener una vez más las respuestas a estas incómodas incógnitas.

Podemos encuadrar, conocer e incluso predecir las conductas de Bruno gracias a la teoría del apego, que nos ofrece una descripción casi exacta del estilo evasivo que predominaba en él. Esto nos da un acercamiento a cómo piensa y cómo se comporta en sus relaciones. Su actitud, a veces fría y distante, su incongruencia entre los hechos y las palabras, su constante tendencia a provocar situaciones que evitasen el progreso en su relación..., un largo etcétera. Pero por extraño que pueda parecer, en su interior se encontraba la misma lucha que se debatía entre querer acercarse a Sofía y el impulso de alejarse de ella y rechazarla.

El caso de Sofía y Bruno no es único, es tan solo un ejemplo más que explica la tendencia a buscar relaciones que acentúan tu estilo de apego predominante, un cóctel molotov en el que no serán capaces de llegar a entenderse porque hablan dos lenguajes del amor completamente diferentes. Pero, aun siendo consciente de ello, ¿por qué resulta tan difícil salir?

La teoría del apego se basa en el principio de que la necesidad de disfrutar de una relación íntima está en nuestros genes. John Bowlby (notable por su interés en el desarrollo infantil y sus pioneros trabajos sobre esta teoría) comprendió que la evolución nos ha programado para elegir a un individuo en particular de nuestro entorno y convertirlo en alguien importante y valioso para nosotras.

Estamos hechas para depender de una figura significativa, y esta necesidad comienza cuando estamos en el útero materno y termina cuando morimos.

Esto tiene una ventaja evolutiva, ya que la selección natural favorecía siempre a las personas que creaban vínculos de apego, pues ello les proporcionaba una ventaja en la supervivencia frente a los demás. Esta necesidad biológica de generar un vínculo con una figura significativa es tan importante que el cerebro posee un mecanismo para que se dé, denominado sistema de apego, que consiste en un conjunto de emociones y conductas que nos garantizan seguridad y protección al permanecer al lado de nuestros seres queridos.

Este mismo sistema de apego es el que se activa de una manera sobresaltada y amenazante, generando sintomatología ansiosa en el niño que de golpe es separado de su figura materna, buscándola desesperadamente y llorando hasta restablecer el contacto. **Esto es lo que se conoce como «conductas protesta» y la seguimos llevando a cabo en nuestra vida adulta.**

Ahora quizá podamos entender las dificultades de Sofía para salir de la relación con Bruno, que tanto sufrimiento le ocasionaba. Esta incapacidad no se debía necesariamente a una debilidad de su carácter o a una falta de amor propio. **Procedía del instinto primario y primordial de mantener a toda costa el contacto con su figura de apego, esa figura tan significativa y necesaria exacerbada por su estilo ansioso.**

El miedo a perder a Bruno disparaba en Sofía la señal de peligro, y pretender que en esa situación ella pudiera autorregularse y racionalizar, en términos evolutivos, era prácticamente imposible. Lo que le quedaba era recurrir a esas conductas de protesta, escribir varias veces mensajes que luego borraba, tener la necesidad imperiosa de llamarle o comprobar hasta cien veces en un día su estado en redes sociales.

Lo bueno de toda esta historia es que Sofía, gracias al trabajo que realizó en terapia tras salir de su relación con Bruno y conocer sus tendencias, comenzó a entender un poco más por qué se comportaba de aquella manera con figuras semejantes. **Fue un proceso consciente y doloroso, pero al terminar de despedirse de su relación y comprender las fuerzas que la mantenían unida a él volvió a tomar las riendas de su vida.**

Esta vez estaba armada de errores y aprendizajes que le habían construido una armadura de conocimientos con la que poder hacer frente a futuros pretendientes cuyas conductas efervescentes y mensajes incongruentes era capaz de ver desde el principio. Se quitaba de encima sin dudar a individuos que en el pasado la habrían seducido hasta estar varias semanas en vilo esperando pasos en alguna dirección, con relaciones intensas al comienzo, llenas de historias fantasiosas complicadas, pero en las que al final el amor llegaría a sus vidas para salvarlos. Comprendió que eso solo funcionaba en alguna otra historia tipo *Cincuenta sombras de Grey* y que la tranquilidad y la estabilidad nada tenían que ver con aquello.

Por ello decidió centrarse (antes de aventurarse) en averiguar si las personas a las que iba conociendo tenían la capacidad de amar de una manera segura y darle el lugar que ella necesitaba. Al cabo de un tiempo conoció a Álex, un hombre con un estilo de apego seguro y las ideas claras, mensajes congruentes e interés por Sofía. La relación se sintió tan fácil desde un comienzo que ella seguía teniendo miedo de que todo fuera un sueño y de pronto se tornara una pesadilla. Al principio también iba con pies de plomo, asegurándose de no estar metiéndose sin darse cuenta de nuevo en arenas movedizas.

Lo que ella no sabía es que en el pasado siempre supo cuándo se estaba metiendo en terreno pantanoso. Pero decidía ignorar las señales evidentes de aviso y seguir adelante contra viento y marea. Como pasa en *Cincuenta sombras de Grey*.

A los pocos meses, Sofía y Álex se estabilizaron y aprendieron a hablar el mismo lenguaje. **Las disputas eran respetuosas y ninguno desaparecía de golpe cuando las cosas se torcían.** Las conversaciones dejaron de ser problemáticas, dramáticas e intensas, dando paso a una nueva manera de relacionarse desde una intimidad segura.

Cuando trataba de escribir este capítulo del libro me surgían mil y una ideas sobre cómo hacerlo y por dónde empezar. Las relaciones de pareja han sido un temazo desde siempre.

- ¿Por qué me relaciono siempre con personas emocionalmente no disponibles?
- ¿Por qué sentiré pánico al compromiso cuando encuentro a alguien que merece la pena?
- ¿Estaré mal hecha?
- ¿Por qué acabo desarrollando dependencia emocional por ellas?
- ¿Cuándo podré olvidar a mi expareja?
- ¿Cuándo dejan de ser normales las discusiones?
- ¿Podremos aprender a hablar el mismo tipo de lenguaje?

Surgen miles de preguntas al respecto. Y no es para menos. Iba a escribir que **no nos enseñan a amar, pero lo cierto es que sí, nos enseñan, y la mayor parte de las veces mal, emulando a figuras de amor de Disney o en el seno de familias disfuncionales. Aprendemos a base de ensayo y error.** Y en este capítulo, después de haber estado durante unos años aprendiendo sobre la teoría del apego, las relaciones sexoafectivas, la elección que hacemos de nuestras parejas y los factores de mantenimiento que nos hacen quedarnos atrapados en la dependencia emocional, me gustaría presentarte una pequeña guía para el amor adulto.

Con esto no pretendo elaborar un «paso a paso» para que encuentres a tu amor dando una vuelta por Tinder. Pero puede que esta pequeña guía te sirva de inspiración sobre tus errores y aciertos (que todas hemos cometido en esto del amor) y te dé luz en el camino a la hora de tomar mejores y más conscientes decisiones.

El individualismo vestido de falsa codependencia

Voy a ser directa: **la dependencia no es mala.**

La mayor parte de las personas dan por hecho que amar y depender son cosas contrarias: o se ama o se depende. La dependencia tiene muy mala prensa en los tiempos que corren. Es vista casi como una patología o como una enfermedad que hay que curar.

Yo misma, lo reconozco, enfocaba el tema al principio desde esa visión, pero no tardé mucho en darme cuenta de que estaba cometiendo un error. **El movimiento individualista de codependencia tan extendido por la literatura de autoayuda lanza mensajes un tanto peligrosos que difieren de nuestra verdad biológica.**

> **Cuando nos vinculamos afectivamente con una persona, nos regulamos entre nosotras y dejamos de ser dos entidades separadas: la dependencia nos sostiene como relación adulta.**

Es un hecho, no es una opción o una preferencia.

Por ello, ese individualismo que lanza frases como «tu felicidad solo depende de ti, proviene de tu interior», «tu bienestar es únicamente tu responsabilidad porque lo que tu pareja haga no debe perturbar tu paz, tú interpretas sus actos...» propone un enfoque de falta de responsabilidad afectiva en el acuerdo entre dos personas que deciden formar una unión.

Cuando dos personas mantienen una relación íntima, ambas regulan el bienestar emocional y psicológico de la otra. La proximidad física y la unión afectiva con la pareja influye en nuestras reacciones en situaciones de estrés.

Por lo tanto, ¿cómo podemos pretender que lo que haga la otra persona no nos afecte? La propuesta debería ser que nos tengamos en cuenta el uno al otro y que, hablando el mismo lenguaje, nos aportemos la seguridad necesaria en la relación que hemos construido.

La discusión, por tanto, no es si depender o no depender es bueno. **La discusión debería ser si podemos depender o no de una forma sana, si tenemos la capacidad de tener y mantener relaciones saludables con los demás y con nosotras mismas.** La manera en que gestionemos nuestra dependencia tendrá profundos efectos sobre nuestro bienestar, nuestra salud, tanto física como mental, e incluso nuestra longevidad.

La bioquímica y premio Nobel de Medicina Elizabeth Blackburn relaciona la longitud de los telómeros, las estructuras que conforman los extremos de los cromosomas, con el envejecimiento celular.

De manera resumida, sus estudios indicaban, que, cuando la longitud de estos telómeros se acorta, el envejecimiento celular se acelera, y esto ocurre en mayor medida en personas que sufren un estrés psicológico crónico, aunque sea de bajo grado.

Dicho de otro modo, el estrés guarda relación con nuestra longevidad.

Si algo sabemos los psicólogos es que la mayoría de los estresores que afectan a los seres humanos son de naturaleza interpersonal. Lo que es lo mismo:

La mayor parte del estrés que sufrimos tiene que ver con la calidad de nuestras relaciones.

Por ello, el mejor antídoto contra el estrés es la capacidad de desarrollar relaciones sanas, con una misma y con los demás. Y esto nada tiene que ver con no depender absolutamente de nadie, aislarte y ser completamente autosuficiente.

Comprende tus decisiones y tus necesidades

Este punto es realmente aclarador. Necesitamos conocernos para tener en cuenta nuestra historia a la hora de entablar relaciones: aquella visita que hicimos a las mazmorras no fue en vano. Aquí es donde empezamos a ver cuán importante puede llegar a ser.

Nuestros vínculos tempranos son la base de todo desarrollo emocional posterior. La seguridad que nos proporcionaron de niños nuestras figuras de apego posibilita que esta relación sirva a otros fines, como la regulación, el consuelo, el placer y el disfrute.

Uno de los elementos centrales del apego tiene que ver con la regulación, y la teoría del apego, como ya hemos visto, nos dice que el principal elemento que proporciona un ambiente estable y regulado son nuestras figuras de apego. El apego temprano marca mi forma de relacionarme con los demás y conmigo misma, y esto es fundamentalmente un trauma de omisión, no de acción.

Está más relacionado con todo aquello que no te hicieron o no te dijeron y que, de niña, habrías necesitado: que te querían incondicionalmente, que lo estabas haciendo bien, que no pasaba nada si suspendías, que eras una niña hermosa, que no te faltaba nada, que eras capaz, que te prestaban atención, que cómo te sientes es importante.

Por ejemplo, el cariño y la atención de unos padres cuando llorabas desconsoladamente si te dejaban a oscuras «castigada» en una habitación por «portarte mal». Mediante el llanto, buscabas a tus figuras de apego principales para que te ayudaran a regularte (al principio nadie sabe hacerlo), y, ante su ausencia, desarrollabas otros mecanismos como callarte porque sabías que no acudirían. Esto es un trauma por omisión.

Por ello, en nuestras mazmorras se establecen nuestras relaciones iniciales y a raíz de ahí extraemos los patrones básicos de relación con nosotras mismas y con los demás. No quiere decir esto que no podamos modificarlo con el paso del tiempo, pero es importante comprenderlo y reconocer nuestras necesidades específicas a partir de nuestra historia.

Identifica las arenas movedizas

En relación con el punto anterior, identificar arenas movedizas es lo que, en su caso, Sofía podría haber avistado en sus comienzos con Bruno. Esto es tremendamente importante. Conocer que, **si soy gasolina, no debo acercarme al fuego porque corro el riesgo de provocar un incendio.**

Averiguar si la otra persona no busca intimidad y compromiso si es eso lo que nosotras estamos buscando, entender sus señales evidentes (los mensajes que dice y que hace suelen ser señales claras, pero a menudo nos empeñamos en no verlos porque pensamos que tampoco será para tanto), son esos avisos de arenas movedizas que tenemos muchas veces frente a nosotras.

**No temas expresar tus necesidades
desde el comienzo.**

A menudo me encuentro con personas que tienen miedo a sonar «demasiado sinceras» o «demasiado intensas/lanzadas» tan solo por poner las cartas encima de la mesa desde el principio. No estamos pidiendo matrimonio en la primera cita, estamos presentándonos, teniendo en cuenta nuestras mazmorras y expresando qué buscamos de la persona que nos acompaña. Y si eso asusta es porque iba a salir ardiendo de todos modos.

Confía en tu intuición. Es la capacidad que tenemos de comprender situaciones, cosas o pensamientos y de tomar decisiones sin intervención de la mente lógica. Popularmente se ha descrito como un presentimiento, una corazonada o una voz interna. A veces no entendemos cómo sabemos algo, pero lo cierto es que como seres humanos percibimos mucho más que lo consciente: toda la información que vivimos se almacena y forma parte de nuestra intuición. Esta usa ese contenido consciente para evaluar y reaccionar frente a un estímulo o situación, sin esperar a la reacción racional o consciente. Se asocia con experiencias pasadas y actúa a partir de creencias y valores. Si bien es cierto que no es una ciencia certera, conforma una sabiduría interna muy poderosa.

No vivas del pasado ni de las suposiciones

A esto se refiere el concepto de base segura. Cuando un niño confía en que su figura de apego estará disponible cuando le haga falta, se siente seguro y esto le permite explorar el mundo y las relaciones con otras personas. En palabras del propio Jon Bowlby, un adulto actúa como base segura cuando está «disponible, listo para responder, pero interviene activamente solo cuando es claramente necesario».

El niño tiene una necesidad innata de vincularse, pero también de explorar. Para hacerlo, necesita sentirse seguro y, a su vez, sentir que sus figuras de apego lo animan a que explore por su cuenta. Cuanto más nos convertimos en base segura para los niños, menos necesita este acudir al refugio seguro. Si el refugio seguro tiene que ver con la dependencia, la base segura tiene que ver con la autonomía y la exploración.

Brooke Feeney llama a esto la «paradoja de la dependencia»: **solo cuando una persona experimenta la seguridad de un vínculo es capaz de explorar con confianza y autonomía.** Tal y como está conceptualizada la teoría del apego, dependencia y autonomía son dos caras de la misma moneda. Por eso, ambas son centrales para que podamos hablar de un vínculo seguro en nuestras relaciones.

Por desgracia, solemos vivir con la esperanza de que una relación se convierta en una cosa que no es, pensando que podremos cubrir las carencias emocionales de la otra persona y se convertirá en el hogar seguro que deseamos.

Una vez una psicóloga me dijo algo que resulta muy aclarador: cuando tengas dudas, cierra los ojos y dime qué ves. En la mayor parte de las ocasiones las respuestas están dentro de nosotras, pero nos empeñamos en buscar wasaps antiguos, fotografías, sueños, ilusiones que nos hagan creer que estamos en el lugar seguro en vez de sentirlo como tal.

LA IMPORTANCIA DE SERTE FIEL

(Con Irene de la Cruz,
psicóloga del equipo de Psicorendimiento)

En muchas ocasiones, tenemos ideales o expectativas de cómo «tiene que ser» mi relación o la persona con la que mantendré esa relación. Eso en parte es correcto, ya que establecer las bases de la relación o mínimos que debe cumplir esa persona es necesario a la hora de caminar junto a nuestros valores.

Pero ¿a qué nos referimos al hablar de valores?

Son aquellas cualidades o virtudes que caracterizan y destacan en cada persona, guían una acción que se considera positiva o de gran importancia basada en creencias, ya que definen la manera en que una persona se relaciona consigo misma, con un tercero y con el entorno. Algunos de ellos pueden ser:

- **Apoyo:** poder apoyarte en otra persona, contar con que va a proteger tus intereses es una sensación que nos hace sentir más seguras para lidiar con la adversidad. Se trata de empatizar, comprender más y mejor al otro, expresándole aceptación.
- **Comunicación:** sería bueno establecer una comunicación asertiva, que genere confianza. La comunicación

asertiva significa expresarse de manera directa, honesta y respetuosa. Las dos personas asumen el compromiso de compartir lo que corresponde al vínculo, o bien la disponibilidad de aprender a hacerlo.

Dentro de estos valores podemos destacar como prioridad **la fidelidad a una misma,** esto significa confiar en ti, en tu autoconcepto, autoestima, autorresponsabilidad, validación y principios. El autoconcepto es uno de los cuatro pilares de la autoestima:

1. **Autoconcepto**: el concepto que tienes sobre ti misma.
2. **Autoimagen**: la idea que tienes sobre tu físico y las evaluaciones que haces sobre él. Especialmente influenciada por nuestras relaciones y personas de referencia.
3. **Autorrefuerzo**: cuánto te premias y refuerzas. Revisa el tiempo que dedicas semanalmente, qué prioridad te das en tu día a día.
4. **Autoeficacia**: cuánta confianza tienes en ti. Es la expectativa de éxito/fracaso que tienes sobre ti ante una situación en concreto.

Trabajar en esos pilares fundamentales supondrá validarte como persona, aceptarte y quererte frente a posibles «invasores». Con esto me refiero a aquellas personas que con intención o no pueden sobrepasar estos valores.

¿Cómo nos defendemos de las invasiones? Estableciendo límites.

Los límites son barreras que aseguran tu espacio, que defienden tu mundo interno, tu mundo de seguridad. Son saludables, firmes y claros.

Cuando se establecen límites las relaciones interpersonales mejoran porque se aclara qué es y qué no es permisible, se clarifica la propia identidad, los valores y se practica una asertividad eficaz con la que sentirnos seguras en cualquier situación.

Ahora bien, ¿cómo los estableces?

1. **Honestidad**: actitud que nos lleva a la intención de ser sinceros y transparentes. Aquí se establecen las consecuencias de exceder estos límites.

2. **Responsabilidad**: eres responsable de ti misma, respétate cada día. Todas nosotras exigimos respeto de los demás, sin embargo, ¿nos respetamos? La respuesta es que no siempre. Como hemos dicho anteriormente hay que respetar y hacerse cargo de los valores que entran dentro de nuestra definición.

3. **Desapego**: practica el desapego como clave para ejercitar el espacio psíquico. A menudo, nos cuesta decir no a esa persona cercana porque tenemos con ella un vínculo, un contexto o incluso por simple respeto. Debe establecerse una distancia entre sentimientos o lealtades afectivas respecto a nuestra identidad y necesidades reales.

Al mismo tiempo, no podemos dejar de lado algo evidente: quien nos respete de verdad no se atreverá a cruzar ni a vulnerar nuestras fronteras emocionales y psicológicas.

Para ello, **comunícate con asertividad.**

La asertividad es un comportamiento verbal (lo que se dice) y no verbal (cómo se dice) que defiende nuestros derechos personales respetando los derechos de los demás.

Somos asertivas cuando defendemos estos derechos mediante una serie de habilidades de conducta que nos permiten ser objetivas y respetuosas con nosotras mismas y con los demás.

Se expresan directamente sentimientos, ideas, opiniones, derechos, etc., sin amenazar, castigar o manipular a otros. Te muestro los primeros pasos para comenzar a comunicarte asertivamente:

1. **Identifica y expresa tus sentimientos**: un proceso mental que implica un camino a la acción.
2. **Frases en primera persona:** expresiones de preferencia y ruegos como «pienso», «siento», «me gustaría». Con un tono de voz firme, audible y calmado en el que hagamos un contacto visual y con una postura corporal firme pero relajada.
3. **Observa y comunica los hechos sin juzgar:** describiendo lo que has observado sin añadir ninguna evaluación personal. Con esto aumentarás las probabilidades de ser escuchada.

4. **Encuentra tus necesidades no satisfechas:** la clave es centrarte en describir tus sensaciones internas en lugar de explicar tus pensamientos o interpretaciones de los actos de los demás. Por ejemplo: «Me siento ignorada» describe una experiencia emocional tuya, mientras que «Me estás ignorando» es una interpretación de los comportamientos de la otra persona, y como tal puedes estar equivocada y que ello te lleve a malinterpretaciones y discusiones.

5
El baño
Sexualidad y salud sexual

Antes de meternos en materia en este importante capítulo del libro (y que tantas ganas tenía de escribir) me parece fundamental que hablemos de **reformular la sexualidad**.

Para la mayoría de las personas de generaciones anteriores, la sexualidad tenía como única finalidad aceptable la reproducción. El cristianismo, religión predominante en la sociedad occidental, consideraba inmoral el placer sexual, las distintas opciones sexuales y todo lo que se alejara del ideal de la castidad, la culpa y los tabúes. El problema es que esto caló durante siglos no únicamente en la moral, sino también en la ciencia y la cultura de Europa y América.

La parte buena de todo esto es que, en la actualidad, fruto del progreso científico, pero también social y político, esta visión rígida y sesgada de la sexualidad se ha invertido de una manera muy importante. La procreación ha perdido peso específico frente al placer o la función comunicativa de la sexualidad.

Los seres humanos somos seres sexuales por naturaleza. Todo en nuestro cuerpo lo es: los genes, las hormonas, la figura corporal, los genitales y nuestro modo de reproducción. Podríamos definir la sexualidad como una forma de energía que nos permite establecer vínculos de intimidad amorosa, sentir placer erótico y reproducirnos, entre otras cosas.

Además de esto, la sexualidad también comprende cómo expresamos ese proceso de sexuación: cómo me vivo como mujer, cómo me vivo como hombre. Y, por supuesto, cómo nos influencia la cultura del género y sus respectivos roles en nuestra forma de vivir. Va mucho más allá del acto sexual y las relaciones.

El proceso de sexuación comprende todos los aspectos que contribuyen a la caracterización de la sexualidad de cada persona. Por ello se dice que existen tantas sexualidades como personas, cada una es única e irrepetible. Si hubieras nacido en otro país o cultura, muy probablemente la vivirías de otra manera.

El desarrollo pleno de la sexualidad depende de aspectos fisiológicos y de la satisfacción de necesidades humanas básicas como la intimidad, el deseo de contacto, la expresión de emociones, el placer, el cariño y el amor.

Para poder vivir la sexualidad de una forma placentera, satisfactoria y segura es importante conocer bien nuestro cuerpo y entender que somos seres vulnerables. Esto incluye diferentes aspectos:

- Saber qué nos gusta y qué no.
- Escuchar nuestros sentimientos y emociones.

- Comunicar adecuadamente estos sentimientos y deseos.
- Marcar los límites que no queremos que nadie traspase.

Sí, tu sexo es tuyo

La sexualidad se construye a través de la interacción del individuo y las estructuras sociales, y su desarrollo es plenamente esencial para el bienestar individual.

Cuando hablamos de salud sexual hacemos referencia al estado de bienestar físico, mental y social en relación con la sexualidad. **Requiere un enfoque positivo y respetuoso de la sexualidad y de las relaciones sexuales, así como la posibilidad de tener experiencias placenteras, seguras y libres.** Y por desgracia, aún con todo esto encima de la mesa, la sexualidad continúa siendo un tabú en el 80 por ciento de los hogares y mal orientada en escuelas.

Durante miles de años, la sexualidad humana ha estado ligada a la reproducción, a la heterosexualidad y al androcentrismo. **De hecho, la sexualidad de las mujeres o era negada o estaba únicamente centrada en complacer los deseos y cubrir las necesidades del hombre.** Producto de esta construcción social, las mujeres quedaban limitadas respecto a su sexualidad.

Es con la irrupción de los movimientos feministas y de la revolución sexual cuando muchas mujeres comienzan a plantearse su sexualidad y a tener en cuenta su placer y sus necesidades desde el autoconocimiento. Su enfoque reivindicativo se centra en aspectos relacionados con las desigualdades entre hombres y mujeres, la visibilidad de atracción sexual entre mujeres, la pornografía y la prostitución.

Este proceso continúa hoy en día y se han incorporado otros enfoques como los movimientos *queer*, que rehúyen de categorías binarias y preestablecidas, y otras corrientes que se manifiestan en contra de la concepción neoliberal tan arraigada en la sexualidad, donde todo vale si hay dinero y consentimiento de por medio, en especial respecto a la prostitución y a la maternidad subrogada.

Actualmente conviven muchas formas de entender el hecho social, y el enfoque biopsicosocial de nuestra sexualidad resulta enriquecedor y al mismo tiempo tremendamente complejo. Todavía existen diferencias en la forma de entender la sexualidad entre hombres y mujeres, pero también entre diferentes géneros y entre diferentes orientaciones sexuales. Por lo tanto, quizá sería el momento de comenzar a hablar de personas y de la vivencia de su sexualidad de forma individualizada, aceptando que aún quedan muchísimos residuos de aquella mentalidad del siglo pasado.

Si algo quiero que te quede claro es que la sexualidad es una vivencia totalmente individual, pero, a pesar de esto, tiene muchos componentes sociales e ideológicos que hay que abordar desde una vertiente más política y social.

Hacen falta normas y límites de carácter individual, pero también social, porque no todo es aceptable, aunque a veces parezca que somos libres para poder elegir. De hecho, la libre elección está demasiado mediatizada por determinados sistemas económicos como el porno, la publicidad y los medios de comunicación.

Este tema tiene una grandísima relevancia en la construcción de nuestra identidad, y por tanto, siguiendo la columna vertebral que sostiene a este libro, en la construcción de nuestra fortaleza.

Es algo que compete a todos los seres humanos desde que somos pequeños, y por lo menos, en mi caso personal y en el de otras muchas personas que conozco o pacientes que han acudido a terapia, no se aborda de la mejor manera. En las escuelas nos hablan de educación sexual a partir de secundaria, y siempre con un abordaje negativo y coitocentrista. Es tremendamente reduccionista limitar el amplísimo campo de la sexualidad a enseñarte a poner un preservativo a un pepino y hablar por encima del peligro de las ETS, educando desde el miedo.

Nunca se me olvidará una anécdota que viví en segundo de la ESO, en pleno auge y descubrimiento de mi sexualidad, cuando una educadora social vino a mi instituto y nos habló con tanto miedo del sida que llegué a pensar que podría contagiarme por utilizar la misma toalla que otras compañeras en el vestuario de natación.

Cuánto desconocimiento. Y lo peor es que hoy en día hay muchas adolescentes pensando lo mismo que yo creía en aquel momento.

¿Alguien nos habló entonces del placer?

¿De la importancia de conocernos?

¿Alguien mencionó la sexualidad consciente?

¿Profundizaron sobre lo importante que es la salud sexual para las personas?

Normalicemos una sexualidad libre, consciente, respetuosa, orientada al disfrute (y no solo a la reproducción) que vaya mucho más allá del acto sexual.

El anticuado concepto de *virginidad*

Lo más seguro es que no te hablaran de nada de esto cuando eras una adolescente. Yo tampoco lo abordé en casa. No deseo señalar y culpar a mis padres, que hicieron lo mejor que pudieron las cosas en aquel momento. **Aprendí sobre la marcha, y por el camino me llevé muy malas experiencias que, ahora que veo con un poco de perspectiva, habría necesitado compartir con una red de apoyo segura.**

Empezando por el concepto «perder la virginidad» está todo mal. Lo cierto es que no es un concepto médico ni científico, tampoco comprobable.

La virginidad no existe en sí misma, es una construcción social que buscó controlar cuerpos y herencias en los inicios de la monogamia.

A lo largo de la historia, especialmente tras el auge de la religión judeocristiana, además de la necesidad del ser humano de asentarse en un lugar y tener tierras de las que vivir, surgen los conceptos de propiedad privada y familia: los hijos y las mujeres pasan a formar parte de esta, ya que le pertenecen al varón.

La filiación paterna y la monogamia pasan a ser recursos para pactar, transmitir, controlar y heredar títulos. Por ello, la herencia tiene una grandísima importancia en la construcción del concepto de virginidad. Ya desde la Antigüedad, la virginidad se convierte en motivo de ensalzamiento para las mujeres, que se asocian al ideal femenino solo si se mantienen «puras».

En el siglo xv, por ejemplo, no existían pruebas de ADN y nadie podía garantizarle a un hombre que ese hijo o hija fuera biológicamente suyo, por lo que para lograrlo y que esa herencia no terminara en manos de otro se construye el mito de la virginidad a partir del sangrado del himen.

Si bien es cierto que el himen sí existe, no todas las mujeres lo tienen, y entre las que sí, existen diferentes formas y tipos. A pesar de ser presentado como una prueba de virginidad femenina, ya que siempre se cree que el himen se rompe después del primer encuentro sexual con penetración, esta creencia es muy antigua y está totalmente errada. Este puede rasgarse, estirarse o modificarse en la primera penetración, pero también puede suceder realizando otras actividades deportivas. **El himen rara vez sangra, porque prácticamente no tiene vascularización.** Lo que sí puede sangrar son las paredes de la vagina por nervios, ansiedad sexual, falta de lubricación…, entre otros.

La virginidad es parte de esa doble moral que gira en torno a la sexualidad: nos enseñan que la penetración lo es todo, pero que no debemos practicar el coito, sino guardarla y respetarla hasta cierta edad, momento de la vida a partir del cual debemos hacerlo porque si no quedaremos atrás. Se invisibilizan completamente otros modos de relaciones sexuales, no heterosexuales y no reproductivas.

Claro, esto yo con quince años no lo sabía. Ahí iba, toda nerviosa y preparada para enfrentarme a mi valiosísima pérdida de virginidad sin tener ni idea de lo que eso suponía. Fue horrible. **Una experiencia que guardé en el cajón de los momentos que no quise volver a abrir pero que, sin duda, marcó un antes y un después en mi relación con la sexualidad.**

Nunca me he atrevido a contar esto. Ni siquiera a mis padres. Puede que más adelante lo hiciera con mi psicólogo, pero de forma superficial y siempre quitándole hierro al asunto. Por aquel momento (mis quince años) yo tenía un novio. Mi primer novio, de hecho.

Él hablaba mucho de las ganas que tenía de dar ese paso conmigo porque me quería. Yo tenía miedo y vergüenza a partes iguales. No deseaba que me viera desnuda y no sabía cómo debía actuar en aquel momento.

Recuerdo las semanas previas en que hablamos por Messenger de que el momento estaba cerca, y yo no tenía con quien compartirlo. Buscaba en YouTube vídeos sobre «cómo dar besos con lengua» y más adelante sobre «cómo hacer una paja». Evidentemente, eso me llevó a tener el primer contacto con las páginas porno, donde «aprendí» sobre sexo.

Me empecé a sentir presionada por mi novio. Me decía cosas como «si me quisieras, no estarías esperando tanto para acostarte conmigo», y empezó un juego de manipulación muy feo en el que yo evitaba en todo momento que me notara nerviosa, pero a la vez evitaba la posible situación de quedarnos a solas en una casa.

Un día, en el vestuario de natación, se lo conté a mi amiga Ana. Ella era unos años mayor que yo y recuerdo que me advirtió de que eso que me estaba haciendo mi novio no estaba bien. **Me habló de manipulación y me dijo que no tenía que sentirme presionada para hacerlo.**

Lástima que no la escuchara. El miedo a que me dejara y a que la gente del instituto se enterara de que yo no era tan valiente, segura o chica mala como aparentaba me pudo, y acabé cediendo.

Recuerdo aquel momento como si fuera ayer. No me quité el sujetador ni las bragas (solo las aparté lo suficiente) porque me moría de la vergüenza de la forma de mi vulva y de mis pechos. Colocamos una toalla debajo de nosotros porque pensábamos que comenzaría a sangrar. Para nuestra sorpresa, el único líquido que se derramó fueron las lágrimas por mis mejillas, que escondí rápidamente para que él no pudiera darse cuenta.

No hubo placer, ni consciencia, ni siquiera me sentí libre de elegir. Hubo mucha vergüenza y dudas, miedos y una presión invisible que me hizo estar ahí aquel día. Durante mucho tiempo me culpé: había perdido la virginidad, lo más valioso de todo, con la persona incorrecta.

Pero decidí esconderlo para que nunca nadie se enterara de aquello.

Además, como he dicho, no sangré. Y eso también supuso un problema. No me olvido de su cara de asombro cuando miró la toalla y no se había manchado. Esa cara de sorpresa enseguida se transformó en un gesto de desconfianza. Al volver del baño me dijo que le había mentido, ya que no era virgen.

Me sentí culpable, sucia y poco acompañada. La persona de la que estaba enamorada y quien pensaba que sería el amor de mi vida desconfiaba de mí y yo no tenía pruebas para demostrárselo.

Años después comprendí que aquel chico no era el amor de mi vida, tan solo resultó ser una ilusión creada por los mitos del amor romántico, y yo no tenía ningún problema por no haber sangrado aquel día, estaba todo bien en mí. **Entonces fue cuando comencé a aprender a disfrutar de mi sexualidad, lejos de la presión, de lo socialmente correcto, de la vergüenza y del dolor.**

Estuve años manteniendo relaciones sexuales centrada en complacer y satisfacer a la otra persona por encima de mí. Eso hizo que no supiera lo que era un orgasmo hasta llegar a los veinte. Y, por supuesto, pasé toda mi adolescencia avergonzada de mi cuerpo, de la forma de mi vulva y siendo incapaz de encender la luz en el acto sexual, ni disfrutar realmente de mí.

Aprendí a fingir tan bien el placer que no me permití sentirlo hasta que no comencé a leer sobre sexualidad consciente, feminismo y sexología.

Te lo mereces

Es muy difícil abarcar un tema tan amplio y completo en un solo capítulo. Eso lo he tenido claro desde el comienzo. Podríamos escribir una saga entera solo para hablar de sexualidad y salud sexual: relaciones, masturbación, historia de la sexualidad, prejuicios y tabúes, eyaculación precoz, vaginismo, dispareunia, falta de apetito, pansexualidad, diversidad, ETS, ITS..., absolutamente todo lo que puedas imaginarte. Pero me parece una buena manera de adentrarme en esta parte de tu castillo que deberás construir tú.

La información está a golpe de clic y debes atreverte a buscarla. Es algo muy doloroso darte cuenta de la cantidad de años que has pasado avergonzándote y limitando algo tan natural como es el sexo, pero créeme que merece la pena.

Si algo he aprendido en esta obra eterna (que aún no ha terminado) es que:

MERECES sentir placer.
MERECES sentirte libre.
MERECES sentirte respetada.
MERECES disfrutar.
MERECES liberarte de las presiones sociales.
MERECES amar y honrar tu cuerpo.
MERECES vivir tu sexualidad.
MERECES sincerarte contigo y con los demás.
MERECES tenerte en cuenta. Siempre.
MERECES descubrirte.
MERECES reconciliarte.

MERECES perdonarte. Aun cuando hiciste
cosas de las que te avergüenzas.
MERECES ser tú misma.
MERECES poder poner límites.
MERECES comunicar tus necesidades.
MERECES cambiar de opinión.

Ninguna de estas frases está puesta al tuntún. Si las has leído rápido, con una voz en el fondo de tu cabeza que no te ha permitido que este mensaje quede grabado en ti de forma consciente, te invito a que vuelvas a leerlas un poco más pausadamente.

Porque TE MERECES a ti.

TU TEMPLO SAGRADO

(Con Sara Matesanz, @salud.hormonal, fisioterapeuta de suelo pélvico y fisiosexóloga y autora de *Vulvoteca)*

El sexo va mucho más allá de lo físico, de lo tangible, incluso de lo imaginable... El sexo es amor, es emoción, es conexión, es intimidad, es energía. Y cuando hablamos de sexo también nos referimos a las relaciones que tenemos con nosotras mismas, a la masturbación, incluso a los ratitos de autocuidado: porque eso también es sexo.

El sexo va de escuchar, va de abrazar, va de ser torpe, va de explorar, va de conversar, va de parar, va de no pensar, va de estar presentes. Pero el ritmo de vida en el que vivimos va a contracorriente y no nos deja permitirnos crear un espacio y estar en ese espacio sin tener la mente en mil sitios. Y al sexo hay que dedicarle tiempo. Tiempo que no siempre tenemos, o que no siempre dedicamos.

La falta de deseo sexual abunda en nuestra sociedad, y nos sorprendemos porque pensamos que el deseo debe ser una ola que llegue y te empape de repente, que la excitación es como una llama que se enciende y ¡plas! Pero el deseo es más bien como una planta: hay que cultivarla, hay que regarla, hay que dedicarle cariño y amor cada día para que siga creciendo y floreciendo.

La falta de deseo también es aburrimiento coital. La falta de deseo también es ansiedad. La falta de deseo también es enfermedad. La falta de deseo puede ser muchas cosas y necesitamos permitirnos también no tener deseo y dejar espacio a la sanación. Cambiar la forma en la que vemos el sexo tanto en soledad como acompañadas y aprender a pedir y a recibir lo que necesitamos, deseamos y merecemos. Aprender a decir que no y marcar nuestros límites, empoderarnos sexualmente y trabajar nuestra autoestima sexual.

Todo nos afecta a la vida sexual y la vida sexual nos afecta a todo. Y esta mochila de la vida, las creencias, la autoestima sexual, nuestro pasado, las experiencias vividas, la educación que hemos recibido y las relaciones que hemos tenido la vamos cargando en cada vivencia sexual, y a veces pesa demasiado.

Te quiero proponer dos ejercicios para trabajar tu esfera sexual y la relación con tu sexualidad y con tu cuerpo.

El primero es acerca de la relación con tu vulva.
¿Alguna vez te has mirado la vulva? Si te pusiera una lámina con cincuenta vulvas diferentes, ¿crees que la reconocerías?

Probablemente la mayoría contestéis que no, al menos a la segunda pregunta, porque no tenemos integrada la forma de nuestra vulva tanto como la de nuestros ojos.

La vulva es nuestro templo sagrado. Una de las partes más íntimas de nuestro cuerpo, una de las más vulnerables, una de las más olvidadas, y la relación que tengamos con nuestra vulva también influye en la relación con nuestra sexualidad y con nuestra autoestima sexual.

Hay cientos de mujeres con complejos con su vulva, porque piensan que es fea, que es rara, que es demasiado oscura, que está mal... Simplemente por desconocimiento, por la idea que nos han vendido desde los dibujos y el porno de que nuestra vulva debe ser simétrica, depilada, blanquita e igual a la de las niñas, porque todo lo demás no se merece ser tocado, honrado ni amado. Pero eso es falso. Cada una tiene su templo, y amarlo y respetarlo debería ser un deber hacia ti y hacia ella.

Si nunca te has mirado la vulva en el espejo, o si lo has hecho sin mucha consciencia, te propongo un ejercicio de amor propio y autoconocimiento.

- Ponte en un lugar cómodo, íntimo, con luz tenue, una vela, un aroma, música relajante, sin prisa, sin reloj...
- Cógete un espejo y quítate la ropa.
- Siéntate frente al espejo, a la distancia que sientas, y empieza a observar tu vulva.
- Observa cómo son tus labios externos e internos, tu clítoris, la apertura de tu vagina...
- Acaríciala como acariciarías la mano de tu mejor amiga.
- Conecta con ella, aprende cómo siente, escucha qué te dice...
- Masajéala, e incluso, si te apetece, regálale/te un orgasmo.

El segundo ejercicio que te propongo es que te escribas una carta pidiéndote perdón y agradeciéndote. A ti. A tu vulva. A tu sexualidad. Que te digas todo lo que necesites decirte. Todo lo que necesitas soltar.

Y si te cuesta, puedes empezar repitiendo estas palabras:

Perdón por todas las veces que no te cuidé. Por todas las veces que no te tuve en cuenta. Por todas las veces que te culpé por ser diferente. Perdón por todas las veces que te llamé rara.

Lo siento por aquella vez que [inserta].

Nunca más volveré a dejar entrar a nadie que no te respete, a nadie que no te merezca. No volveré a hacer nada que no te guste, y mucho menos nada que te dañe.

A partir de ahora respetaré tus tiempos, respetaré tus deseos, tus gustos y necesidades. A partir de ahora te escucharé, te cuidaré, te amaré.

Gracias por recibir cada caricia. Gracias por cada sensación nueva. Gracias por cada orgasmo. Te quiero. Te amo. [Y si no lo haces todavía, dile que lo trabajarás y lo conseguirás].

Te invito a que continúes por recordar tu historia sexual. Desde los primeros recuerdos que tengas, y poco a poco vayas construyendo ese diario de recuerdo, que posiblemente te ayude a entender muchas cosas.

Y, por último, recuerda:

No hay nada malo en ti.
No hay nada malo en tu cuerpo.
No hay nada malo en tu forma de amar.
No hay nada malo en tus gustos.
No hay nada malo en lo que quieres.
Sé tu mejor compañía, tu mejor compañera
de orgasmos.
Sé tu mejor persona, y no dejes que nadie te trate
peor ni dentro ni fuera de la cama que lo que tú
tratarías a tu persona más valiosa.
Dure ese contacto unos minutos, unos años,
o toda una vida.

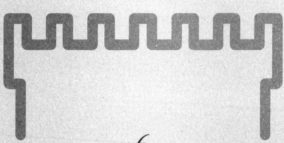

6
La biblioteca
El cortisol lleva la cuenta

Constantemente estamos expuestas a situaciones que nos preocupan y nos perturban, alterando así los niveles de cortisol. Se trata de una de las hormonas más importantes en nuestra función inmunológica y en la respuesta del cuerpo al estrés agudo y crónico. En una persona normal y saludable, el cortisol es producido siguiendo un patrón de altas y bajas, de manera que está en sus niveles más altos al despertar por las mañanas y luego se reduce gradualmente a través del día hasta llegar a su nivel más bajo durante la noche.

Sin embargo, en determinadas condiciones, ese patrón puede aplanarse y causar niveles altos de forma permanente. Imagina los problemas de salud que pueden darse entonces, que van desde una supresión del sistema inmunológico hasta alteraciones del metabolismo por los cuales la persona está más propensa a desarrollar diabetes, osteoporosis, fatiga crónica, aumento de peso...

Podríamos decir que más que nunca estamos inmersas en una sociedad que trabaja, genera tendencias, noticias y modas, viaja, se divierte, hace planes, tiene responsabilidades... a un ritmo frenético. Es común escuchar historias de personas que en el mejor momento de su carrera laboral no son capaces de seguir el ritmo y acaban rompiéndose.

Perseguir este ideal de ser máquinas productivas hace que, de una manera o de otra, constantemente pensemos en aquellas cosas que no estamos haciendo y que podríamos estar generando, haciéndonos sentir siempre culpables en la no productividad.

No debemos olvidar que el estrés crónico es dañino y muy perjudicial para el cuerpo y para la mente. En cambio, el eustrés, comúnmente conocido como estrés del bueno, nos ayuda a ponernos en marcha y buscar mejores soluciones, siendo más resolutivas. Este también se activa ante la presencia de una amenaza o de un desafío. Y es que estoy segura de que todas conocemos momentos en los que bajo presión hemos sido capaces de rendir el doble y sacar más trabajo adelante.

Un ejemplo perfecto puedo ser yo escribiendo este libro ahora mismo. Lo estoy haciendo a una velocidad mayor de la que en un primer momento me había planteado porque tengo unas fechas de entrega cercanas y eso hace que mi cerebro, de golpe, sea capaz de trabajar más rápido y digerir más datos que en todos los meses previos unidos. ¿Por qué ocurre esto? Pues porque el cortisol en pequeñas dosis nos ayuda a mejorar la concentración y la capacidad de aprendizaje de una forma más eficiente, haciendo mejorar nuestra atención y ser más resolutivas ante un reto.

El problema es que si pretendemos estar siempre bajo este nivel de eustrés se acabará convirtiendo en algo tóxico y nos agotará hasta llegar a enfermar. Como yo he sido paciente número uno en esta enfermedad, me he inventado un concepto que considero que la define a la perfección: **la prisitis crónica.**

La sociedad está enferma de prisitis. Vamos de un lado para otro con la lengua fuera, somos amantes de la multitarea y cada vez más incapaces de mantener la atención en una sola cosa. La presencia, propia de nuestros abuelos, escasea en nuestra generación, y más que nunca debemos intentar reducir las revoluciones del coche, o acabaremos tarde o temprano quemando el motor que nos permite funcionar.

La segunda de las enfermedades es la adicción al control. Somos adictas a la sensación de controlar, nos sentimos fuertes por creer que tenemos las cosas bajo nuestro dominio. Constantemente tratamos de seguir las directrices de la razón, respondiendo las cuestiones desde un punto de vista cognitivo, pero lo cierto es que la razón a veces puede ser nuestra piedra enemiga. El férreo deseo de querer controlarlo absolutamente todo genera mucha angustia, pero seguimos pensando que tener seguridad sobre todos los aspectos de la vida es la mayor fuente de felicidad. Sostener la incertidumbre, abrazar el error y los cambios de dirección en nuestra vida nos ocasiona una tremenda angustia, y por ello buscamos constantemente apoyos y sustentos materiales que refuerzan nuestra vida para que no se caiga y nada pueda fallar nunca. Ahí radica uno de nuestros mayores errores y uno de los que más angustia y frustración genera. La vida tiene otros planes para nosotras y a menudo nos enseña un amplio abanico de posibilidades que no contemplábamos.

Quedarte embarazada, montar tu propia empresa con unos ingresos determinados, la salud propia o de tus familiares o incluso el viaje perfecto son planes que pueden verse sorprendidos por muchas dificultades.

En ocasiones no es fácil quedarse embarazada y es una realidad que existe y que cada vez es más frecuente, pero que muchas mujeres no se han planteado; a veces nuestros sueños de trabajar en nuestra propia empresa no se cumplen porque los gastos son insostenibles; a veces, por mucho que hagamos deporte rutinario, una dieta sana y revisiones médicas periódicas, hay cosas que pueden salir mal; a veces, la semana que nos íbamos a esquiar cierran las carreteras de acceso o los aeropuertos y nuestro plan de viajar a una isla se va al garete.

La vida es rica por ser incontrolable, por su gran variedad de cambios de dirección, y se va a resistir a cualquier intento de control por muy calculadora que quieras ser, generando en quien solo tenga un plan A una gran angustia.

Esto nos lleva a la tercera y gran enfermedad de la sociedad de la que todas en mayor o menor medida estamos un poco contaminadas: **la obsesión por el futuro.** Esta búsqueda constante del control nos impide disfrutar de las cosas buenas que nos están ocurriendo y olvidarnos del momento presente, alimentando nuestra crónica en la rueda del hámster incansable que no deja de correr.

¿Te das cuenta de que todo es un ciclo que se retroalimenta? La prisitis crónica, la falsa de sensación de control y la incesante obsesión por el futuro… Vamos a por la siguiente: **la eterna insatisfacción de la perfeccionista.**

Adrián es un chico de treinta y dos años que vive en Madrid con su pareja, Violeta. Le conocí hace unos tres años, y desde entonces siempre me han llamado la atención sus conocimientos sobre el cuerpo humano, la fisioterapia y el entrenamiento funcional. Resulta ser realmente un apasionado del tema. Comenzó estudiando la carrera de Fisioterapia y trabajando en una clínica donde no cobraba mucho dinero. Pronto pensó que parte de su trabajo se quedaba «cojo» al no ser entrenador y solo poder recetar ejercicio de forma terapéutica y no tanto de forma preventiva, ni programar sesiones de entrenamiento de fuerza para sus atletas, cosa que él consideraba imprescindible para su abordaje. Eso le condujo a estudiar una segunda carrera, Ciencias de la Actividad Física y del Deporte. Desde entonces no ha dejado de estudiar diferentes cursos y másteres para seguir ampliando su formación. También ha estado los últimos tres años de su vida trabajando en su tesis doctoral, que aún no ha entregado porque no encuentra el momento de hacerlo y le genera mucha ansiedad.

Él asegura ser una persona muy cualificada, cuyo sueño siempre ha sido tener su propia cartera de clientes con los que poder trabajar de forma autodidacta.

Sin embargo, va alternando trabajos mal pagados entre una clínica de fisioterapia y un gimnasio con clases colectivas que no le permiten poner en práctica sus conocimientos y mucho menos sentirse realizado con sus clientes.

Apenas le queda tiempo para poder emprender su proyecto personal, y asegura que siempre está cerca de hacerlo, pero que constantemente encuentra aspectos que mejorar. Dice que el mercado está saturado y varias veces ha querido abrir redes sociales para comenzar a divulgar su trabajo, pero nunca lo considera lo suficientemente bueno y acaba abandonando. Además, lanzarse a la incertidumbre es algo que le asusta mucho y prefiere quedarse en la zona de confort hasta que ahorre el suficiente dinero. Algo que nunca llega.

En casa, Violeta dice que Adrián es una persona que siempre tiene mucha tensión, porque es muy exigente con la limpieza y con el orden, lo que también sucede en su trabajo. Adrián comenta que tiene mucha ansiedad, mucho estrés y repite en varios momentos que le gustaría poder «apagar las dudas de su cabeza durante un rato y disfrutar», porque todo esto también le está afectando a su intimidad con Violeta.

El perfeccionista es el eterno insatisfecho, está permanentemente sufriendo porque nunca nada está a la altura de sus expectativas. Este tipo de personas son excelentes perros olfateadores que en lugar de detectar trufas huelen los defectos y la imperfección. Adrián es muy meticuloso en su trabajo y por eso siempre encuentra fallos que corregir y nunca consigue entregar la tesis doctoral, abrirse redes sociales, hacerse autónomo con una pequeña cartera de clientes o convivir con cierto nivel de desorden en casa.

Un aspecto propio de la persona perfeccionista es la rigidez a la hora de cambiar de un pensamiento a otro: piensa en una cosa y le cuesta mucho salir del bucle, generando pensamientos en dirección circular de difícil escapatoria.

Existe una zona en el cerebro encargada de las obsesiones, compulsiones y la rigidez mental: es la que se conoce como giro cingulado. Fue el doctor Daniel Amen quien comparó esta zona con el cambio de marchas de un coche viejo, diciendo que un correcto funcionamiento de la misma debería implicar un cambio de marcha, de idea o de foco de atención con facilidad. En cambio, cuando nos quedamos enganchadas en una marcha, el coche no funciona bien y se produce mentalmente lo que podemos llamar obsesión.

Esto lo vemos muchas veces reflejado en ejemplos propios, cuando nuestra rigidez cognitiva es el reflejo de la necesidad constante de que las cosas se hagan de una determinada manera, generando unas expectativas en torno a los resultados y haciéndonos generar una alta dosis de cortisol constantemente, que es lo que tanta ansiedad nos provoca en bucle.

John Steinbeck decía que «el arte del descanso es una parte de arte de trabajar», y una vez leí un cuento que ejemplificaba esto a la perfección. El cuento se llama «Afilar el hacha» y aparece en el maravilloso libro de Stephen Covey *Los 7 hábitos de la gente altamente efectiva*, uno de los mejores sobre productividad.

Dicen que una vez un leñador muy trabajador se presentó a una oferta de empleo en un bosque. Viendo su motivación y su energía, le contrataron enseguida. El jefe le dio un hacha y le mandó a cortar árboles.

Cuando acabó el primer día, el dedicado leñador había conseguido talar dieciocho árboles, una cifra impresionante. Pero el hombre era muy trabajador y quería demostrar que podía hacerlo todavía mejor, y el día siguiente salió a batir su récord. Sin embargo, al finalizar el día, solo pudo volver con quince troncos.

Conforme iban pasando los días el leñador se esforzaba por superarse, pero, pese a gastar tanta energía, cada vez volvía con menos árboles. Estaba desesperado.

Fue a hablar con su jefe y le explicó la situación.

—No lo entiendo. Por más que me esfuerzo, cada día corto menos árboles.

El hombre que le había contratado le miró y preguntó:

—¿Cuánto hace que no afilas el hacha?

—¿Afilar? **No tengo tiempo para afilar. Estoy muy ocupado cortando árboles.**

Puede que para cada una de nosotras afilar el hacha tenga un sentido diferente. Algunas personas piensan que afilar el hacha es centrarse en tener más formación, para otras puede ser descansar o una buena organización en el trabajo. Lo cierto es que cuando entramos en una rutina es muy probable que muchas acabemos esforzándonos en tareas pocos productivas, en las que es muy fácil perder la perspectiva. Cuando quieres sacar algo adelante en lo que has depositado mucho esfuerzo, mucha ilusión y muchas expectativas, corres el riesgo de dar palos a un tronco desesperadamente, sin darte cuenta de que en realidad no estás siendo productiva. Por eso es más importante que nunca dedicar tiempo a parar y cambiar la perspectiva de las cosas, hacer reajustes e ir más despacio. En el momento en el que tomas realmente un respiro y reflexionas sobre lo que está ocurriendo delante de tus ojos empiezas a ver la belleza de los detalles y a apreciar cosas que la prisitis no te dejaba ver.

Yo sé que no siempre es fácil parar y que a veces supone todo un reto tomarte un descanso. Pero creo que si este cuento nos puede enseñar algo es que tú eres tu mejor herramienta de trabajo. El hacha eres tú, por lo que no sirve de nada hacer, hacer y hacer sin pararte cuando no te queda energía para poder dar un paso más.

Ahora mi pregunta es... ¿te has parado a afilar tu hacha?

Decía Gregorio Marañón que «la rapidez, que es una virtud, engendra un vicio, que es la prisa».

La inmediatez se ha convertido en un protagonista crucial de la vida. Todo aquí y ahora. No se espera una semana para ver el siguiente capítulo de una serie y se reclaman los billetes de tren por llegar quince minutos tarde al destino.

¿Quién no ha pasado por la tristeza de un domingo por la tarde? Es muy común, especialmente en personas con agendas llenas de responsabilidades y quehaceres interminables de lunes a sábado. El domingo se percibe como un bajón físico y emocional, como galgos corriendo detrás de conejos, perdemos nuestro sentido cuando toca descansar y ese parón genera ansiedad, sentimientos de culpa, vacío y tristeza.

Nadie llega a percibir la belleza en momentos de vida frenética. No es corriendo y apurada como se llega al trasfondo y a los detalles cautivadores de la vida.

Pasar tiempo en soledad, aprender a descansar, sostener el silencio, ir con pausa mientras te preparas un desayuno, te duchas o te lavas los dientes son puntos claves que tenemos al alcance de nuestra mano para poder crear una vida más presente. Como he dicho al comienzo del capítulo, **el mundo está enfermo**, hiperestresado. Y esta vida frenética es quien tiene el control de nuestra dirección y no nosotras mismas.

Si mientras estás leyendo este libro te sientes identificada con la historia de Adrián y de golpe te abruma la sensación de estar perdiéndote un montón de cosas bonitas porque estás siempre ocupada, quiero decirte que estás a tiempo de echar un poco el freno. Esto es una toma de consciencia para que revises la construcción de tu castillo y te sinceres si quizá te pasas demasiado tiempo pensando en ordenar la biblioteca, comprar más libros y poner más estanterías en lugar de sentarte en la ventana y disfrutar de una buena lectura. Es analogía de la vida.

Quiero contarte algo. Hace cuatro años, con la llegada de la COVID y la pandemia mundial, nos encerraron en casa. Ahora lo pensamos y nos parece muy loco, pero aquello ocurrió, y no dejó a nadie indiferente. A mí desde luego me dio la vuelta a la vida, y no precisamente en el mejor de los sentidos.

Estaba acostumbrada al sabor de la libertad y de la hiperproducción, y lo peor que le puedes hacer a una persona adicta a las sensaciones tan reconfortantes del trabajo entregado y bien hecho y a las listas interminables de cosas que hacer donde tu última preocupación es pasar por casa es encerrarla. Y así ocurrió. Mi ansiedad se disparó.

Fueron meses difíciles para todas, no lo dudo. Cuento esto para que entiendas que detrás de Adrián, igual que detrás de Fulanito, Menganita y la psicóloga autora de este libro, hay una prisitis crónica arraigada muy fuerte. No te sientas peor por ello. Ahora estás más cerca de cambiarlo.

Pues bien, acabé tan hasta el moño de aquella situación que cuando abrieron las puertas entre comunidades decidí, junto a mi expareja (que en aquel momento tenía un negocio recién cerrado por las complicaciones de la situación), que nos iríamos a vivir al norte de España durante un tiempo. Necesitaba recuperar el sabor de las montañas, de la libertad, del mar y empezar de cero.

Sonaba guay. Pero luego no resultó ser tan guay.

Me hice autónoma por primera vez durante aquellos meses porque comencé con mi negocio online, y gracias al crecimiento que tuve en redes sociales pude trabajar por primera vez para mí misma (y no para una clínica, empresa o entidad, como estaba acostumbrada).

Recuerdo aquellos meses de muchas horas trabajando, creando contenido, generando pódcasts, e-mails, más contenido, abriendo nuevos canales..., lo que fuera con tal de no perder la velocidad que aquella bola había cogido en unos pocos meses. Además, como allí estábamos solos, resultaba muy fácil pasarnos todo el día frente al ordenador. En nuestro tiempo libre entrenábamos y alguna vez salíamos a comer. Pero la rueda no-podía-pararse.

La prisitis se apoderó de mi *(again)*, pero no me di cuenta hasta que un día hablando por teléfono con mi abuela me dijo que me notaba triste. Creía que tenía una vida muy solitaria y así me sentía ella. Yo obviamente lo negué por completo, pero algo dentro de mí se despertó con curiosidad y no quiso seguir escuchándola. Estaba cumpliendo un sueño, viviendo cerca del mar y trabajando online, generando impacto en miles de personas y haciendo algo muy grande por primera vez. Pero la verdad es que no estaba feliz.

> **La sensación de tener constantemente algo que hacer, algo que crear, algo que entregar era una ansiedad permanente.**

Pronto surgieron mis dos grandes amigas: **la impostora** y **la perfeccionista,** que me hacían avanzar aún más lento de lo que yo me proponía.

Del perfeccionismo ya os he hablado, y la impostora no es otra sino yo misma no creyéndome merecedora de mis logros. El síndrome de la impostora es un cuadro psicológico en el que la persona no se siente capaz de internalizar sus logros y siempre cree que en algún momento todo se acabará, porque el resto de las personas se darán cuenta de que es un fraude y en realidad no sabe tanto. Es una falta de seguridad en una misma y de autoestima aplicada en este ámbito.

No es una enfermedad mental, ni se encuentra en el manual diagnóstico y estadístico de los trastornos mentales, pero sí es la realidad de muchas personas que deciden emprender sus vidas y lanzarse a la piscina.

Como os iba contando, no me di cuenta hasta que aquella conversación con mi abuela despertó en mí la posibilidad de no estar tan feliz como creía estar. Echaba de menos el contacto humano. Echaba de menos a mi familia. Echaba de menos tener un grupo de amigos. Echaba de menos pertenecer a algún lugar más grande que yo misma.

Pronto me di cuenta de que necesitaba tener amigos. Damos muchísima importancia al hecho de tener pareja o contar con el apoyo familiar, pero **muy pocas personas hablan de lo importante que es tener amistades**, relaciones basadas en el respeto, en la confianza, en la escucha y en el disfrute. Tener una buena red de amistad enriquece tu vida y mejora tu salud, ya que nos proporciona una fuente de apoyo emocional, lo que puede contribuir a reducir el estrés y la ansiedad y mejorar el bienestar psicológico.

Además, la amistad facilita el sentimiento de pertenencia y aceptación, lo que potencia la autoestima y la autoconfianza.

Haberme metido tanto en mi vida laboral y encerrado en mis propios proyectos me había alejado de otro tipo de disfrute con gente que quiero. Y es muy fácil perderse en esta vorágine que va tan rápido.

Por eso, si este capítulo puede ayudarte de alguna manera a pisar un poco el freno, dedicar un espacio de tu vida al trabajo y a los proyectos (y no tu vida entera) y a que prestes atención al cuidado de tus relaciones, todo habrá merecido la pena. Sé que la vida va muy rápido y que muchas veces sientes que no te queda tiempo para nada.

Pero te ha de quedar tiempo para ti y para lo que te hace feliz. No lo olvides.

Esta fue la principal razón por la que volví a Madrid. Me compensaba pasar algo más de tiempo cerca de los míos y procurar ser yo quien viva más lento y no acomodarme al ritmo que la sociedad me marca. Supongo que al final la vida es esto, tomar decisiones entorno a una balanza que debe tender siempre al equilibrio.

Os garantizo que poner en orden la biblioteca y no tener la tendencia de estar cada vez comprando más y más libros, acumulándolos para después, no es tarea fácil, sobre todo para las mentes obsesionadas como la mía. Pero es una tarea importante, urgente y que debe de ser atendida de inmediato.

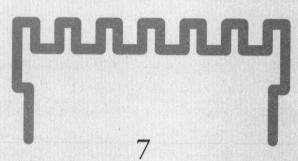

7
La habitación de invitados
Familia, legados familiares
y herencias emocionales

El estudio de la familia ha sido abordado por multitud de disciplinas a partir de las particularidades de cada una de ellas y sus intereses específicos.

La psicología, la sociología, la filosofía y el derecho, entre otras, aportan un significado de este concepto con distintos niveles de generalidad.

Lo que sí tenemos claro es que, a través de la historia, la familia ha estado condicionada por los patrones culturales de cada región, país y clase social, e influida por las leyes sociales y económicas del momento. Los investigadores consideran a la familia el verdadero agente activo del desarrollo social, una célula en la que se crea y consolida la democracia desde el primer momento, en la que se solucionan o acentúan las crisis y en la que la mayor parte de los ciudadanos encuentra vínculos basados en el afecto, la pertenencia y la seguridad.

La familia es un producto del sistema social y refleja su

cultura. **Es la más antigua de las instituciones sociales humanas, el primer grado de adscripción desde que nacemos.**

Está compuesta por un sistema abierto (y esto no tiene que ver con que la familia sea más abierta o cerrada de mente, que nos conocemos): un conjunto de elementos ligados entre sí por reglas de comportamiento determinadas y unas funciones dinámicas en constante interacción con el exterior.

La familia la forman diferentes individuos y es parte del sistema social, respondiendo a la cultura, las tradiciones, el desarrollo económico y las convicciones éticas, morales, políticas y religiosas. Es el grupo social primario que funciona como puente entre nosotros y el resto de la sociedad, por eso constituye el lugar por excelencia para el desarrollo de nuestra identidad, nuestra primera fuente de socialización y donde adquirimos nuestras primeras experiencias, valores y concepciones sobre el mundo. Así que ya me dirás si es importante.

La necesidad de vivir en familia que tenemos se incrementa ante el instinto básico y primario del vínculo niño-adulto durante todo el proceso en el cual este crece y se forma la personalidad.

Los adultos somos los responsables del cuidado del niño, garantizando que se produzcan los procesos psicológicos que intervienen en el desarrollo de la personalidad, así como la identidad del yo, la autonomía y la socialización, entre otros (al menos en teoría, aunque ya sabemos que esto no siempre es así).

A veces caemos en el error de pensar que nuestra historia comienza cuando abrimos los ojos por primera vez.

Somos fruto de la unión entre un óvulo y un espermatozoide, pero también somos producto de los miedos, las ilusiones, los deseos, las fantasías y toda una constelación de emociones y percepciones que se mezclan para dar origen a una nueva vida. No sé si has escuchado hablar alguna vez del concepto de novela familiar. Esto quiere decir que desde que nacemos, comenzamos a escribir una historia con nuestros actos, decisiones, comportamientos y pensamientos.

Si se observan las diferentes historias de los miembros de una misma familia, se pueden encontrar coincidencias esenciales y ejes en común, como si cada individuo fuera un capítulo de una historia más grande que se ha ido escribiendo a lo largo de distintas generaciones.

Una novela muy conocida retrata esta situación: *Cien años de soledad*, del premio Nobel Gabriel García Márquez. Muestra cómo a través de las distintas generaciones se repite el mismo temor, hasta que este se convierte en verdad y acaba con toda la estirpe. Lo que se hereda de las generaciones pasadas son los traumas, los nudos emocionales, las experiencias no elaboradas.

Podríamos decir que, en gran parte, nuestra familia deja en nosotras una huella emocional que marcará nuestros primeros indicios de personalidad, nuestras decisiones, valores, principios, formas de actuar y creencias, ya que estarán impregnadas con su esencia y dejarán para siempre un rastro, que, con el tiempo, podremos reducir o potenciar, pero nunca eliminar por completo. A esto se refiere el concepto «legados familiares», que se transmiten de generación en generación, de manera parecida a como se transmiten los bienes materiales de abuelos a padres, de padres a hijos, etc.

No solo heredamos creencias, valores o formas de actuar, también heredamos emociones que han imperado en nuestra familia durante mucho tiempo, formas de responder afectivamente a determinados sucesos y nudos emocionales que no se han terminado de resolver.

Por ejemplo, el peso de una pérdida importante en la familia cuando nosotras éramos pequeñas, de la que nadie habló nunca porque no se terminó de procesar y transitar, dejó una herida profunda, una «espina» en un cajón perdido de la habitación de invitados que no volviste a abrir. Pensaste que si tus padres lo hicieron así es porque era lo mejor, y creciste en torno a la idea de que la muerte es horrible y causa un sufrimiento del que nunca te libras.

Seguro que te estás preguntando: ¿cómo se crean los legados familiares? ¿Soy consciente de todos ellos? ¿Necesariamente son malos?

Iremos paso por paso resolviendo todas estas dudas, pero necesito que entiendas por qué tiene tanto sentido que **lo que ocurre en tu familia tiene un enorme impacto emocional en ti, quieras o no, y que resulta doloroso deconstruir todas esas creencias de las que siempre has estado rodeado, que muchas veces te han lastimado o limitado en algún sentido de tu vida.**

El proceso de transmisión transgeneracional es inconsciente. Generalmente se trata de situaciones ocultas que causan vergüenza o miedo, y los descendientes de alguien que ha sufrido un trauma no tratado llevan el peso a falta de una resolución.

Una bisabuela abusada sexualmente, por ejemplo, puede transmitir los efectos de su trauma, pero no el contenido del mismo. Quizá hasta sus hijos, nietos y bisnietos llegue el eco de una cierta intolerancia frente a la sexualidad, o una desconfianza visceral frente a los miembros del sexo opuesto. Y también esa herencia emocional puede manifestarse como una enfermedad.

Esto se define muy bien en el libro del psiquiatra Bessel van der Kolk *El cuerpo lleva la cuenta*. Él es uno de los máximos referentes en cuanto al trauma y su investigación comenzó en el 1978 con veteranos de la guerra de Vietnam. El famoso psiquiatra relata cómo le sorprendía la psicología de aquellas personas:

Eran bastante pasivos la mayor parte del tiempo. De pronto, alguien les decía algo decepcionante y pasaban de cero a cien, explotando y enojándose extremadamente. Algo parecía haberles sucedido que les dificultaba mucho modular sus respuestas a su entorno.

Van der Kolk abrió por primera vez la puerta a la posibilidad de que el trauma no regresara a nosotras como un simple recuerdo, una imagen de la que nos podamos deshacer, sino como una reacción visceral y profunda incrustada en la memoria somática, afectando a nuestra forma de vivir y de relacionarnos con el mundo.

La psicoanalista francesa Françoise Dolto afirmó: «Lo que es callado en la primera generación la segunda lo lleva en el cuerpo».

Para tratar el trauma, el trabajo puramente cognitivo se queda corto, es necesario atrevernos a experimentar orientando el trabajo de manera que las personas sientan que recuperan el control de su cuerpo, sus reacciones y sus decisiones. En un ambiente seguro nuestro cuerpo tiene que experimentar nuevas sensaciones y vivencias que contradigan profunda e instintivamente la impotencia, la rabia o el colapso que resulta del trauma, y así, poco a poco, ir generando una nueva cadena de respuestas que **nos forje como la generación que se atrevió a mirar hacia dentro y buscar nuevas respuestas.**

En la infancia adoptamos una determinada forma de estar en el mundo y aprendemos a responder a todo lo que nos pasa a partir de lo que observamos y percibimos de nuestros cuidadores. Nuestra identidad se forma también (entre otras cosas, como ya hemos visto) con mensajes que llegan de ese entorno más directo (padres, familia, profesores, cuidadores, amigos...).

Si ahora mismo yo te digo que «eres una idiota que no vales para nada porque nunca se te dieron bien las matemáticas», seguramente no me creas. No te conozco, no sé nada de ti ni de tu historia, y, aunque no se te den bien las matemáticas (como es mi caso), sabes de sobra que tienes otras fortalezas (las letras, por ejemplo, o la parte creativa, la memoria o la sensibilidad para el arte) que te hacen ser tú y por ello ser válida frente al mundo.

Pero si cogemos a un niño de seis años después de ver que no se aprende la tabla del 8 por mucho que se la repitamos, y el lunes en clase la profesora le pregunta en voz alta delante del resto y le dice «Fulanito, mejor dedícate a otra cosa porque las mates no son lo tuyo» y todos se ríen a su alrededor, llegará a casa creyendo que nunca se aprenderá la tabla.

Y si su padre/madre/tutor se sienta con él a enseñarle la tabla del 8 por decimoquinta vez, y como no se la sabe le pega un grito diciendo «¿Es que eres tonto o qué? ¡¡Cómo que 8 x 4 son 28, animal!?», Fulanito reafirmará su creencia de que es tonto y que no vale para las matemáticas. Ese mensaje tan desalentador no funcionará como propulsor ni hará que se reivindique ante lo que los demás piensen, demostrando de lo que es capaz (como pasa en las películas de ciencia ficción). Lejos de eso, hará que se venga abajo y crezca en torno a esa creencia, cerrándose ante la posibilidad de aprender matemáticas con una actitud positiva y abierta, porque total «no son lo suyo».

Todas somos un poco Fulanito en algún aspecto. **Yo crecí con la idea de que era una vaga.** Siempre me lo repetían: «Lucía es mucho más holgazana que su hermana», «Lucía, eres una vaga y así nunca vas a conseguir nada», «En ningún trabajo van a dejar que haya una persona sin proactividad», «Tienes horchata en las venas», «Cuando se trata de hacer cosas siempre eludes tu responsabilidad»..., y un largo etcétera.

Una vez, en primero de primaria (yo tendría la misma edad que Fulanito en ese momento), mi tutora llamó a mi madre. No había hecho la tarea y en clase no era especialmente participativa. Le dijo, literalmente, que su hija era una vaga y que nunca llegaría a nada.

Yo no era mala niña. No tenía una conducta problemática, de hecho, tuve una infancia bastante feliz y la gente me solía definir como una niña risueña que cantaba y bailaba hasta con los desconocidos.

Pero era una vaga. **Y esa herencia cayó sobre mis hombros como una losa que me condicionó hasta la edad adulta.** Aun habiéndome sacado unos estudios, montado un proyecto, independizado muy joven, emprendido en España, y ahora también publicado un libro…, siempre acabo encontrándome con el pensamiento no solicitado de que soy vaga y que podría estar haciendo más.

A veces, cuando tengo la casa sin recoger, me acuerdo de aquello y me pongo a limpiar.

No quiero que nadie más me vuelva a llamar vaga, y si veo que a veces vagueo, me pongo muy nerviosa. Es algo con lo que aún cargo, pero cada vez pesa menos.

Con el tiempo he aprendido a ser una persona con estrategias para afrontar los retos del día a día y he ido forjando una nueva identidad. Es curioso, pero resulta muy diferente la manera que tienen de describirme mis padres y mis familiares cercanos respecto de cómo lo hacen personas que me conocen, conviven y trabajan conmigo desde los últimos siete años.

Supongo que los primeros están impregnados por la idea primaria de «cómo soy en realidad» (aunque podríamos poner en duda esto, porque, ¿qué es la realidad?, ¿lo que veían a través de sus ojos o lo que soy frente al mundo hoy?), y quienes me conocen ahora basan sus creencias en mi manera de comportarme, sin sesgos ni información anterior a lo que ven.

A menudo cargamos con una mochila llena de juicios, miedos e inseguridades que no es nuestra. Y ser consciente de ello, romper el patrón anterior, poner límites y forjar una nueva identidad es algo lento, doloroso y que a veces se percibe por parte de la familia como una «traición». Pero es necesario.

Recuerdo una vez que vi en consulta el caso de Andrea. Ella se definía como una chica muy ansiosa, con momentos de hipocondría de los que era muy consciente, pero no sabía gestionar. Tenía un miedo terrible a la posibilidad de morirse. Rebuscando en su historia de vida me contó que a los cuatro años fue diagnosticada de una enfermedad que se llama trombocitopenia, en la que básicamente sus niveles de plaquetas son más bajos de lo normal, por lo que la sangre puede no coagularse como debería y hay riesgo mayor de sangrado excesivo. Cuanto más bajo es el nivel de plaquetas, mayor es el riesgo de sangrado.

Le explicaron que no podía darse un golpe porque podría morirse. No podía jugar en los recreos y no le permitían hacer la asignatura de Educación Física. La mayor parte del tiempo dejaban que se quedara en clase, sobre todo en invierno, porque pasaba mucho frío si estaba quieta en el patio. Los profesores la llevaban de la mano en las excursiones y se perdió el viaje de fin de curso porque sus padres no la dejaron ir a la nieve.

Su madre tuvo un hijo que falleció por una enfermedad cuando Andrea aún no había nacido. Ella fue la siguiente y la última. Su madre tenía mucho miedo a que le volviera a pasar algo parecido, y sin llegar a verbalizarlo ni trabajarlo nunca, de forma completamente inconsciente e involuntaria le pasó a Andrea una enorme mochila llena de miedo e inseguridad por la vida que se acentuó a partir del diagnóstico de su enfermedad con cuatro años. Esa mochila no era de Andrea, y quería comenzar a desprenderse de una vez por todas de ella. Recordaba que siempre que se había caído y se había dado un golpe en la cabeza le había entrado un ataque de pánico durante su adolescencia. Fue un proceso muy doloroso el que tuvo que pasar hasta darse cuenta de que no era una niña de cristal. Si bien tenía que ser consciente de su problema de coagulación, no podía limitar cualquier tipo de actividad física que supusiera un mínimo riesgo para ella, por miedo. Se estaba perdiendo la vida.

Eso también produjo que, además de tener miedo por su propia muerte, tuviera miedo por la de sus seres queridos y pensara en la posibilidad de que de pronto un cáncer apareciera en su familia y se llevara por delante la vida de alguien a quien quiere.

Esa posibilidad siempre existe. Pero no podemos limitar nuestra vida al miedo de que de pronto acabe o ya estaremos muertos.

Estoy segura de que, a estas alturas, te estarás preguntando cómo podemos deconstruir estos «fantasmas» familiares. La habitación de invitados es un área importante de la fortaleza, pero no debe convertirse en el eje central a partir del cual nos construyamos.

Por ello, quiero traerte un ejercicio práctico para ayudarte a tomar consciencia sobre esto y forjar nuestra propia identidad.

REVISAR EL PASADO: CONOCER EL PAISAJE INTERNO

(Con Andreea Olteanu,
psicóloga del equipo Psicorendimiento)

Los legados familiares se originan en la infancia, donde se nos enseñan creencias y formas de actuar que introyectamos e instauramos en nuestra identidad sin tan siquiera preguntarnos si realmente encajamos, estamos de acuerdo o nos hacen sentir bien estas creencias e interpretaciones...

Cuando recordamos los acontecimientos más importantes de nuestra infancia hay situaciones que nos hacen sentir muy felices y otras en las que la tristeza nos inunda el cuerpo.

Por ello, te invito a pararte aquí, **coger un papel que tengas a mano y un bolígrafo y anotar aquellas escenas que para ti hayan sido más significativas, tanto positivas como negativas.**

¡Advertencia! Antes de indagar en tu historia pasada, es importante asegurarte de ser capaz de observar y tolerar las reacciones físicas y/o emocionales (llanto, enfado, nerviosismo, temblores, sensación de frío...). Si no puedes tolerar las reacciones físicas que los recuerdos te generen, abrir el pasado solo agravará el sufrimiento y podrá traumatizar más. Si te sucede esto, te aconsejo que pidas ayuda a un profesional de la salud mental que pueda ayudarte a exponerte y enfrentarte a ello.

Una vez que termines, es importante que te centres en averiguar qué legados familiares nos aportan bienestar y se han constituido como parte de tus valores y cuáles de esos legados te sujetan los pies y te impiden andar y ser quien verdaderamente eres.

1. ¿Cómo puedo averiguar eso? Revisando los mapas interiores

Quiero que cojas nuevamente tu folio, hagas una línea divisoria que indique una separación con el ejercicio anterior y te pares a pensar en qué situaciones de tu vida, con qué decisiones importantes, con qué acciones de tu día a día has sentido tensión interna. Me refiero a esa sensación en la cual sabes que te gustaría hacer X pero algo dentro de ti te impide hacerlo (y no me refiero a aspectos relacionados con la presión social). Internamente, se siente como si en tu cabeza hubiese una especie de partido de tenis en el que, al tener que tomar una decisión, se va pasando la pelota de un jugador a otro. O, si lo prefieres, puedes pensar en el juego de la soga: imagina que hay dos personas a los extremos tirando de la misma soga, pero en direcciones opuestas y sin soltarla en ningún momento.

Ninguna de las dos personas se mueve del sitio, pero tampoco siente que la soga caiga en su terreno. En tu cabeza suenan dudas como «¿Qué hago: voy o no voy? ¿Estudio o descanso? ¿Soy lo suficientemente productiva o no?...». Una vez que hayas pensado en estas situaciones, escríbelas en el folio. Intenta describirlas con el mayor nivel de detalle que puedas. Ahora pregúntate: ¿cómo resolví esa tensión? ¿Quién ganó el juego de la soga?

Una vez que has averiguado en qué situaciones has vivido esta tensión y cómo se ha resuelto, pasemos a observar cómo te ha hecho sentir todo esto. Escoge una situación de tensión que hayas descrito e intenta recordar cómo te sentiste con el resultado de tu decisión, con el proceso de haberla tomado y con las consecuencias posteriores. Puedes repetir este ejercicio con cada situación que hayas anotado, pero, por el momento, con analizar una será suficiente.

Aprendizaje: si has seguido mis indicaciones, con este ejercicio te habrás regalado un momento para conectar contigo misma y habrás aprendido a observar cómo era tu niña interior, ver cómo se sentía, qué pensaba y cómo se explicaba la realidad que vivía. También habrás aprendido a identificar tensiones en tu cuerpo, observar cómo te hacen sentir y qué tipo de estrategias has ido usando para resolverlas.

2. Presente: el acordeón

Muy bien, ahora vamos a volver al presente para identificar dónde nos situamos y, para ello, vamos a crear un acordeón. Puedes dibujar en un folio un acordeón o, si lo prefieres, contestar directamente a cada pregunta que te propongo.

La característica más llamativa de un acordeón son sus extremos y la capacidad que el músico tiene de aproximar y alejar esos extremos y crear zonas intermedias, convirtiéndolo en un instrumento muy flexible.

La primera parte de este ejercicio consiste en detectar qué tendría que suceder en tu presente (con respecto a esos eventos repletos de malestar que has recordado antes) para que no volvieses a sentir esas tensiones, para que pudieras tomar decisiones desde tu YO auténtico, para que fueses capaz de seguir tus propias directrices sin sentir que nadie te impide caminar por estar agarrándote un pie. Coloca todo esto en un extremo del acordeón.

La segunda parte del ejercicio es justo lo contrario. Es decir, ahora quiero que pienses qué tendría que suceder en tu presente para que siguiesen aumentando esas tensiones, para seguir notando que alguien te retiene y te impide actuar desde tu autenticidad generándote mucho malestar e impidiéndote actuar. Vas a colocar ahora todo esto en el extremo opuesto.

¡Muy bien! Ahora toca sacar un aprendizaje de todo esto: quiero que contrastes ambos extremos y seas consciente de cuál es tu horquilla de actuación. Es decir, dentro de las acciones o situaciones que has descrito, trata de responder a estas preguntas:

¿En cuáles podrías intervenir? ¿Cuáles te podrían ayudar a calmarte? ¿De qué manera se relacionan unas acciones con otras? ¿Hay algún factor común entre todas ellas?

Anota todo lo que se te ocurra. Permítete la libertad de cometer errores, de escribir sin juzgar lo que escribes. Sencillamente escribe porque, en el fondo, todo saldrá de ti y será real. Lo que conseguimos con este ejercicio es, en primer lugar, mantenerte conectada contigo y tomar consciencia de la amplitud de escenarios en los que podrías actuar, frenar o cambiar. De momento con identificarlos es suficiente, en el siguiente ejercicio te enseño qué podemos hacer con todo esto. Sigue leyendo.

3. «Fantasmas» familiares

Una vez que ya hemos construido nuestro acordeón y hemos detectado de qué están compuestos los extremos, es hora de desvelar quiénes son nuestros fantasmas familiares, es decir, cuáles son los legados familiares que nos impiden crecer y conectar con la persona que verdaderamente somos. Un fantasma es algo que no se ve o, al menos, no se ve a simple vista, pero sí se percibe. De alguna forma notamos su presencia, nos incomoda, nos persigue, nos genera miedos, inseguridades, nervios y malestar. Ahora el reto es identificarlos.

Hay determinadas situaciones en los que la presencia de estos fantasmas se hace más notoria y las tensiones internas aumentan. Intenta pensar en alguna situación parecida (puede que ya la hayas descrito anteriormente; si es así, podemos volverla a usar). Una vez que la tengas, debemos ponerle nombre a ese fantasma. Cuando lo identifiques, comprueba que al otro lado de la soga estás tú, tus necesidades, tu autenticidad. Es decir, tu YO real.

Te dejo un ejemplo por si te ayuda:

Imagínate que eres una persona con una historia de vida repleta de exigencias, en la cual no valía con hacer las cosas bien, sino que tenías que hacerlas la primera, antes que nadie. Se te premiaba por ser la más rápida, por ir deprisa. De alguna forma, desde tu núcleo familiar se te ha inculcado que hay que actuar con prisa, con velocidad para ser suficiente y sentirte reconocida. Detectas que los momentos de más tensión están relacionados con las tareas laborales y/o académicas. Te presionas por hacerlo todo rápido, por entregarlo siempre antes de tiempo. Sientes nervios en tu interior y hay algo dentro de ti que desearía poder ir con más calma, a otro ritmo. Desde aquí, podríamos detectar un fantasma, y es la prisa. Este fantasma que a priori no es visible nos impide observar e identificar nuestro propio ritmo de hacer las cosas, la velocidad con la que estamos cómodas.

4. El YO auténtico: derribar fantasmas

Ya hemos puesto nombre a algunos de nuestros fantasmas familiares. El último paso consiste en aprender estrategias para derribarlos. Cada persona es un mundo y cada una tiene una historia de vida completamente única y diferente. Eso quiere decir que puede que la misma estrategia le sea muy útil a una persona, pero no le sirva de nada a otra. Por eso, en este ejercicio vamos a buscar dentro de nosotras las estrategias que nos ayuden a enfrentarnos con éxito a nuestros fantasmas. ¡Vamos a ello!

Antes de empezar el último ejercicio te invito a que respires profundo. A que te permitas unos minutos de descanso para beber agua, estirar las piernas o sencillamente mirar al horizonte para descansar la vista. También puedes aprovechar para ventilarte emocionalmente, si lo necesitas.

Una vez que lo hayas hecho, vuelve aquí y coge de nuevo papel y boli. Cuando acabes este ejercicio quiero que sepas de antemano que esto no termina aquí. Este ejercicio implica acción, implica pequeños cambios, implica compromiso contigo y con tu bienestar. Detente unos minutos, si lo necesitas, en pensar cómo de comprometida estás contigo misma y qué beneficios podrás obtener de esto. Si crees que es complicado o necesitas ayuda, no dudes en pedirla.

Bien, ahora te propongo anotar las siguientes preguntas y responder con tres pequeños actos diarios (no importa si se repiten, conseguiremos formar así un hábito de autocuidado).

¿Qué pequeña cosa haría diferente desde mi YO auténtico cuando aparezcan mis fantasmas? ¿Estoy actuando yo o están actuando por mí?

Por ejemplo: he detectado que mi fantasma es la exigencia porque en mi núcleo familiar siempre se me ha «visto» cuando he sido exigente conmigo mismo y nunca cuando he dejado de lado mis obligaciones para descansar. Ahora me doy cuenta de que tengo que entregar un trabajo esta semana, pero estoy agotada porque son las diez de la noche y llevo todo el día tratando de perfeccionarlo. Siempre he sentido que soy válida desde la exigencia y los resultados. Decido dejar de lado este fantasma y actuar desde mis necesidades, desde mi YO presente. Me doy cuenta de que me hace sentir mejor el descanso que atender a la exigencia de este fantasma. Decido, por tanto, dejar de mirar el trabajo y descansar, aunque no esté perfecto.

Aprendizaje: con este ejercicio no solo descubrirás estrategias que te funcionarán para derribar tus fantasmas familiares, sino que aumentarás la conciencia sobre tu realidad interior, tu sensación de identidad y propósito. En el fondo, cuando detectemos estos fantasmas familiares, nuestra labor será cuidarnos y proporcionarnos el amor, la atención, visibilidad y protección que no hemos recibido. El autodiálogo y el autocuidado serán aquí tus mejores aliados.

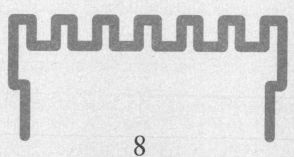

8
El jardín
La epidemia de la soledad

Somos como islas en el mar, separados en la superficie, pero conectados en la profundidad.

WILLIAM JAMES

Una de mis películas favoritas es *Into the Wild (Hacia rutas salvajes)*. Está basada en hechos reales y en ella se cuenta la historia de Christopher McCandless, que dejó la vida en sociedad para encontrarse a sí mismo. Se hizo llamar Alexander Supertramp y tenía veintidós años cuando se graduó con una beca con excelencia académica en Historia y Antropología. Se había criado en el seno de una familia acomodada, y no le iba a ser difícil encontrar un buen trabajo. Sin embargo, decidió deshacerse de todo su dinero y adoptar un estilo de vida en soledad en medio de la tundra de Alaska.

Abrumado por la civilización y guiado por su amor por la naturaleza y un estilo de vida bohemio, trata de encontrarse a sí mismo despojándose de todo constructo social. Sobrevive varios meses cazando, recolectando y pescando, pero en la película finalmente fallece, aparentemente intoxicado por las semillas de una planta venenosa.

Lo interesante de esta película es la profundidad de los pensamientos y reflexiones del protagonista, que va plasmando en un diario. De muchas de las anotaciones podemos extraer grandes aprendizajes.

Christopher no echaba de menos los centros comerciales, la televisión, los móviles ni la calefacción: lo único que echaba de menos era estar acompañado. Y demasiado tarde para volver entendió que «la felicidad solo es real cuando es compartida», frase con la que termina la película.

Nuestro cerebro busca compañía y contacto social desde el primer momento en que llegamos al mundo.

Tardamos muchos años en desarrollar nuestro cerebro y precisamente la última parte que se termina es la corteza prefrontal, aún inmadura en nuestra adolescencia. Los bebés humanos somos los más indefensos de todos los animales durante los primeros años de vida, porque nuestro cerebro se termina de formar fuera del vientre materno y tardamos muchos meses en lograr cosas similares a las que puede lograr un chimpancé (como mantenernos sobre las dos piernas o caminar de forma autónoma). Criar a un bebé requiere de un gran esfuerzo por parte de la madre y esta a su vez necesita apoyarse y buscar un grupo en sociedad.

Como ya hemos visto con anterioridad, los seres humanos nunca hemos hecho prácticamente nada en solitario. Nadie emigraba a probar suerte en tierras lejanas y se vivía en manada, realizando en grupo todas las tareas como cazar, recolectar, luchar o cuidar a los bebés que llegaban. Tampoco dormíamos solos, porque la compañía nos ofrecía seguridad y protección, garantizándonos mayores probabilidades de supervivencia y reproducción. Las cosas han cambiado, de eso no hay duda. La sociedad moderna nos ofrece alternativas en las que podemos obtener nuestra comida yendo por nuestra cuenta al supermercado, ganando dinero de forma autodidacta que nos permite mantenernos y tener nuestro propio refugio (o, como lo llamamos ahora, pisito).

A medida que la sociedad avanza y crece, los lazos entre los individuos se van debilitando, ya que no nos necesitamos unos a otros para sobrevivir como años atrás, por lo que la protección, la justicia y el apoyo pasan a ser una competencia del gobierno y de los oficios encargados de ello.

Estamos en un entorno donde nos garantizan la supervivencia, pero lo cierto es que nuestros genes siguen esperando ese contacto social y responden de la misma manera ante la soledad prolongada: con estrés y ansiedad.

Esta debilidad de los lazos sociales del mundo moderno está estrechamente relacionada con las crecientes tasas de trastornos asociados a la salud mental. Estamos más hiperconectadas que en ningún otro momento de la historia, teniendo acceso a mensajería instantánea, reacciones, conversaciones superficiales y la posibilidad de ver la vida de otras personas a través de una pantalla…, pero ¿acaso es suficiente?

Imagínate a un niño que desde el octavo piso en el que vive con sus padres se asoma a la ventana y ve, a través del cristal, a otros grupos de iguales jugando al fútbol. Él puede ver como se pasan la pelota, comparten, cooperan y se divierten realizando esa actividad.

Pues ese niño eres tú a través de la pantalla del móvil consumiendo contenido sobre las vidas felices de otras personas. Se trata de un espejismo, no son conexiones reales; ese niño que mira a través de la ventana se siente aún más triste de no poder pertenecer a ese grupo social, aumentando la sensación de soledad cada vez más.

A corto plazo, la exclusión social activa el mismo circuito cerebral que el dolor físico, eleva la presión arterial y deprime el sistema inmunológico. Esto nos explica la razón de por qué muchos estudios asocian un menor contacto social y un mayor riesgo de casi todas las enfermedades.

Muchas veces esto supone un gran esfuerzo para las personas, y rápidamente nos acostumbramos a aislarnos porque nos demanda menos energía que socializar. Pero lo cierto es que las capacidades cognitivas se deterioran rápidamente cuando esto ocurre y la causalidad entre la enfermedad y una rápida evolución de esta es bidireccional. Aparece el trastorno o la enfermedad en cuestión y tendemos a desconectarnos, lo que aumenta la sintomatología.

Aunque nuestro cerebro destaca por su gran plasticidad y su capacidad para adaptarse a situaciones desconocidas, evolucionar y actuar en consecuencia, no podemos olvidar que venimos programadas de serie con ciertos conocimientos. El problema de los jóvenes de mi generación es que tras la llegada de internet los cambios han sido tan abruptos que aún no hemos podido adaptarnos a ellos. Mi generación está caracterizada por un aumento en los problemas de salud mental asociados a la depresión y a la ansiedad.

> **Hay quien nos llama «generación de cristal», pero yo sigo pensando que simplemente hemos vivido cambios para los que no estábamos preparados.**

El consumo de antidepresivos se ha triplicado en España en los últimos diez años. Nuestra mente tampoco está bien adaptada a vivir en una especie de zoo sin contacto con otros iguales, con comida más parecida a pienso que alimentos y sin luz natural. En lugar de escapar a la realidad con horas de contenido vacío en las redes sociales, fármacos y distracciones consumistas, está en nuestra mano cambiarla con conocimiento y acción, y esto es lo que pretende este libro. Para mejorar nuestra salud no necesitamos en ningún caso renunciar a los beneficios que la civilización y los avances que nos brindan, pero sí debemos resistirnos a ciertos aspectos:

- **Contra la creciente soledad,** fortalecer lazos con grupos sociales.

- **Contra la prisitis crónica y el estrés de la ciudad,** reconectar con la naturaleza y reducir nuestros ritmos.
- **Contra la falta de descanso y la destrucción de ritmos circadianos,** respetar tiempos de calidad a la hora de dormir y procurar exponernos un poco más al sol por las mañanas.
- **Contra la hiperconexión, la exposición y las relaciones superficiales,** pasar menos tiempo en el contacto virtual y favorecer más el contacto físico mediante actividades.
- **Contra la velocidad frenética de respuesta,** poner el móvil en modo avión y desconectar las notificaciones mientras salimos a dar un paseo o vamos a realizar ejercicio físico.
- **Contra la epidemia de sedentarismo y los trabajos de más de ocho horas sentados,** incorporar pequeñas dosis de movimiento entre horas, entrenamiento de fuerza y elecciones que favorezcan nuestra movilidad antes que la comodidad constantemente.
- **Contra la comida industrial,** mejores alimentos.

Esta parte del jardín está dedicada expresamente a reordenar nuestras relaciones sociales en la búsqueda de optimizar la salud y mejorar nuestra felicidad. Hay muchas investigaciones que demuestran que la calidad de estas y el tiempo de ocio que destinamos a ciertas actividades están estrechamente relacionados con un aumento en el bienestar de la persona, algo que no podemos pasar por alto cuando hablamos de construir el castillo en el que quedarnos a vivir.

Por desgracia, sé que esto no siempre es fácil y que hay muchas cosas que no dependen de nosotras. Si bien es cierto que no depende tener un grupo estrecho de amistad y de apoyo en muchas ocasiones, sí podemos tratar de fomentar relaciones sociales en la búsqueda de núcleos que puedan favorecerlo.

Cuando tomé la decisión de ir a vivir al norte de España, como te he contado ya, el cuerpo me pedía libertad. Había comenzado a hacer mis primeros pasos en el mundo online y me mudé a un piso frente al mar. Era todo lo que siempre había querido, o eso creía.

Tardé poco en darme cuenta de cuánto necesitaba a mi gente, a mi familia y a mis iguales. Si bien me sentía muy en paz con el rumbo y la dirección que estaba tomando mi vida, me sentía muy desconectada en ese nuevo entorno donde apenas conocía a una o dos personas.

Yo traté de poner de mi parte, fui a entrenar a un gimnasio donde tuve la oportunidad de conocer a gente y a veces tomaba algún café esporádico con ellos. Pero en mi día a día me sentía muy sola, y por mucha exposición en redes que tuviera, me sentía aún más sola.

Recuerdo hacer una videollamada a una de mis mejores amigas, que por aquel momento vivía en Alemania, mientras paseaba por la playa y no poder evitar decirle que echaba de menos mi vida en Madrid.

Después de unos meses volví. Siempre había idealizado la oportunidad de empezar de cero lejos de la ciudad, romantizando el estar sola, pero había obviado lo duro que también puede llegar a ser.

Como he comentado antes, **damos mucha importancia al hecho de tener pareja, pero se habla muy poco de lo relevante** que es tener amigos y que esas relaciones estén basadas en el respeto. Tener una buena red de amistad enriquece tu vida y mejora tu salud.

Sé que la vida va muy rápido y sientes que no te queda tiempo para nada, pero debemos priorizar cuidar de nuestro jardín. No es necesario que cada día salgamos a regar, cortar y abonar; esto nos demandaría mucha energía y no podríamos disfrutar de ello. Quizá lo que tengamos que encontrar son relaciones basadas en el respeto y la reciprocidad, donde se comprenda que no siempre se puede estar al cien por cien pero que podemos contar los unos con los otros en un momento determinado.

¿Conoces el efecto Roseto?

Roseto es un pequeño pueblo del estado de Pensilvania en Estados Unidos. Este núcleo urbano fue fundado en su totalidad por inmigrantes originarios de una pequeña localidad italiana situada a los pies de los Apeninos llamada Roseto Valfortore. A finales del siglo XIX, el pueblo italiano experimentó un gran flujo migratorio y los rosetianos se desperdigaron por todo el mundo.

Un grupo muy importante emigró a Pensilvania con la intención de trabajar cerca de una cantera de pizarra. Con el devenir de los años fundaron este pueblo denominado así en homenaje a sus orígenes.

En los años cincuenta, entre las primeras causas de muerte en Estados Unidos estaban las enfermedades cardiovasculares. En cambio, en este pequeño pueblo no se trataba a la gente por este tipo de afecciones. El doctor Stewart Wolf empezó a estudiar a los habitantes de Roseto tomando en cuenta parámetros médicos.

Los cardiólogos no encontraban explicación a este hecho porque los habitantes de este pueblo no seguían ninguna de las recomendaciones que se daban. Fumaban más que el resto de la población norteamericana y su dieta no era especialmente buena. Tampoco eran muy activos, y, sin embargo, algo parecía protegerlos de la epidemia cardiovascular, además de tener otros beneficios como una menor tasa de suicidios, robos y casos de alcoholismo.

Descartaron numerosas hipótesis y al profundizar más descubrieron que la clave estaba en la comunidad que habían formado. Acostumbrados a ayudarse los unos a los otros ante el rechazo de pueblos vecinos por ser de origen italiano, varias generaciones vivían bajo el mismo techo y tenían cocinas comunales donde preparaban festines para todo el pueblo. Pasaban el tiempo en casa de sus vecinos y charlando en las plazas, juntándose los domingos en la iglesia (en la parroquia Nuestra Señora del Monte Carmelo) y estrechando lazos entre los habitantes. En una población de apenas 2.000 habitantes, había 22 organizaciones cívicas.

En definitiva, el sentimiento de comunidad era extraordinario para un grupo afincado en un país donde prima el individualismo.

De hecho, en no mucho tiempo todo comenzó a cambiar. Las nuevas generaciones dejaron esta población para irse a estudiar fuera y se abandonaban las casas multigeneracionales para comprar viviendas separadas entre sí. Ya no había tiempo para visitar al vecindario y la iglesia de los domingos comenzó a reemplazarse por cines o centros comerciales. Al desmantelar los lazos sociales que los habían protegido del mundo moderno, las tasas de enfermedades coronarias igualaron a finales de los años setenta las del resto del país.

La historia de Roseto nos deja una enorme lección, y es que no podemos analizar el impacto de las acciones y decisiones individuales de manera aislada, ya que **la salud del grupo condiciona la salud de cada uno de sus individuos**. Esto es lo que hoy en día denominamos «efecto Roseto».

Todas nos sentimos solas en algún momento de nuestras vidas. Para muchas, esto es algo pasajero, pero para algunas personas esa soledad se vuelve crónica. Varios estudios han vinculado la soledad crónica y el aislamiento social, como ya hemos visto, con una mayor incidencia de enfermedades, pero los científicos todavía desconocen cuál es el mecanismo exacto detrás de esta relación, que no es necesariamente de causa-efecto.

¿Es la soledad la que genera enfermedades o son las enfermedades las que nos hacen estar más aislados? Como ya hemos visto con anterioridad, la mayor parte de las veces la relación es bidireccional, se retroalimenta.

Me gustaría que revisaras tu jardín y que fueras imaginando qué cosas deben estar en tu castillo. Una palmera, un banco con una mesa para sentarte, una zona para tomar un poco el sol, unas flores y, por qué no, una piscina... Todo ello forma parte de ti y de quien eres.

Antes ponía el ejemplo del niño que observa a través de la ventana jugar a otros iguales al fútbol. Pensar que las relaciones sociales a través de la mensajería instantánea y el contacto por redes sociales son lo mismo que el contacto humano físico y la interacción social frente a frente es lo mismo que pensar que ese niño aprenderá a jugar al fútbol y a relacionarse con sus amigos solo por observarlos a través de la ventana. O incluso que es igual de enriquecedor estar en su habitación mirando que estar abajo jugando.

No tendría sentido, ¿verdad?

Lo cierto es que, desde un punto de vista sociocultural, se pueden percibir diferencias significativas a nivel comportamental y psicológico al comparar a las generaciones precedentes a los medios de comunicación y a las nuevas generaciones que han crecido en un mundo virtual. La virtualización de las relaciones sociales se manifiesta como el diferenciador más importante en estas comparaciones, y si bien no digo que sea el único factor que determina, sí me atrevo a afirmar que es uno de los más significativos.

Una de las áreas problemáticas de esto es que nuestra identidad personal se crea y se hace evidente mediante las interacciones sociales directas a lo largo de nuestra vida, que constantemente nos llevan a elegir, a formar parte y a tener un sentido concreto de quiénes somos mediante la interacción con los demás. Por el contrario, las relaciones a distancia no tienen el mismo significado emocional y esto determina una identidad fluida y menos concreta, como explica Zygmunt Bauman, sociólogo y filósofo polaco, cuando habla de la **sociedad líquida**, entendiendo este concepto como la fragilidad de la realidad virtual y su reflejo directo en nuestro modo de ser y actuar.

Este tema me lleva directamente a pensar un momento sobre mi infancia, cuando todos nos conocíamos entre todos y cada persona tenía sus características bien definidas. Cada vez que interactuábamos había una reacción inmediata que nos mostraba cómo era el mundo social. Íbamos generando nuestra identidad mediante este juego social en el que aprendíamos cotidianamente lo que significa ser parte de un contexto. Por ejemplo, en el patio del colegio, donde aprendíamos un poco más sobre quiénes éramos, cuál era nuestro grupo de iguales, qué características teníamos y cómo nos desenvolvemos en sociedad.

En la vida real, la de carne y hueso, la cercanía es siempre la negación de la distancia. En cambio, en el mundo virtual y en las redes sociales una está y no está al mismo tiempo y ese yo se fracciona entre el «yo presente» y el «yo oculto tras una pantalla», ya que la distancia que hay hace posible este fenómeno. **Este es el único escenario en el que asistimos a una constante disociación entre lo que somos y pretendemos ser**, así como entre nuestros actos y sus implicaciones inmediatas, haciéndonos menos responsables y conscientes de las implicaciones y efectos que estos actos tienen o pueden tener en los demás y en nosotras mismas.

¿Alguna vez has conocido a alguien por redes sociales que tiene un modo de ser/actuar completamente diferente en persona?

Esto ocurre constantemente. Se crean varias identidades líquidas simultáneas. Los niveles de plasticidad han superado los límites y dimensiones que conocíamos en el pasado. En muchos casos, la imagen personal que se transmite no es la verdadera, sino una alternativa cambiable que deja en nosotras elegir quiénes somos o quienes queremos parecer ser.

No estoy diciendo que debas renunciar a tu identidad digital y desaparecer del mundo virtual, sería irónico viniendo de mí, que paso bastante tiempo en ese espacio virtual creando contenido. Pero sí recomiendo que hagamos un uso consciente y racional. Después de pasar un rato en nuestras redes sociales, presta un momento atención a cómo te sientes:

¿Te sientes más sola?
¿Estás experimentando inconformismo
con tu vida o más ansiedad?
¿Sientes la necesidad constante
de estar conectada a las redes?

Si has contestado tres veces que sí, puede que sea el momento de limitar el número de personas con el que te relaciones en las redes. La tecnología no es buena o mala por sí misma, de hecho, la virtualización es en muchos casos una buena herramienta de aprendizaje, conocimiento y conexión. Resulta paradójico, pero a muchas de mis mejores amigas las he conocido gracias a esta herramienta. Por eso aprendamos a usarla de forma consciente y respetuosa, no tratando de generar una identidad diferente a la nuestra dando lugar a la superficialidad, la falsedad y el engaño y alterando el concepto de realidad.

Si me sigues a través de las redes sociales o conoces un poquito de mí (entiendo que si has llegado hasta esta altura del libro la respuesta es obvia), quizá sepas que el deporte que practico desde hace unos años es el crossfit. Muchas personas tienen una idea equivocada de lo que es, pues la mayor parte de nosotras no levantamos ruedas de tractor (a no ser que sea necesario, que si hay que hacerlo, se hace) ni movemos cuerdas pesadas simultáneamente con los brazos. Hacemos muchas más cosas y a diferentes intensidades. Yo lo definiría como un sistema de entrenamiento basado en el acondicionamiento físico, en la movilidad y en la fuerza, teniendo en cuenta patrones de ejercicios constantemente variados y realizados a diferentes niveles de intensidad. Se parte de otras modalidades deportivas, como la halterofilia y la gimnasia, alternando con otros más de carácter cardio-vascular, como correr, nadar y hacer ergómetros.

Una de las cosas que diferencian este deporte de otros es la importancia de la unión. Hay muchísimos estudios que demuestran que **entrenar en grupo mejora el rendimiento, aumenta la liberación de endorfinas y reduce la percepción del dolor**, y esto en crossfit se experimenta cada día. Es el punto fuerte de este deporte, en el que vayas donde vayas, si buscas un box en el que entrenar, de pronto formas parte de una comunidad de personas que comparten algo contigo.

Qué te voy a contar yo si el futuro padre de Aday (mi hijo) y muchos de mis mejores amigos y relaciones más cercanas forman parte de ese entorno y los conocí allí.

¿Qué podemos extraer de esto? **La importancia de tener una tribu.** Es importante que entendamos el poder de la comunidad para moldearnos, ya que tendemos a comportarnos de igual manera que la media de las personas que nos rodean, sus hábitos y su forma de responder ante el mundo es contagioso. Por eso, para finalizar este capítulo del jardín, y antes de dar paso a mi compañera Lidia con su ejercicio de los jarrones, me gustaría que te preguntaras quién eres, quién quieres ser y qué quieres lograr, y en función de eso buscar un grupo de personas que te animen y te alienten en tu labor.

¿Quieres ser una persona más deportista? Busca un grupo en tu ciudad del deporte que quieres realizar.

¿Quieres aprender más sobre emprendimiento y montar tu propio negocio? Visita espacios de coworking y júntate con emprendedores/as.

¿Te gustaría conocer a gente que te acompañe en tus salidas a la naturaleza? Busca un club de senderismo por Facebook y atrévete a dar el paso. O adopta un perro que te «obligue» de alguna manera a llevarlo a cabo.

No tienes por qué hacer lo que te estoy sugiriendo yo, puedes cambiar el crossfit por teatro o por bachata, los negocios por las manualidades y el croché y el senderismo por las clases de canto y de cocina. Se trata de que pases menos tiempo en el espacio virtual y te enfoques en generar conexiones más reales que te hagan formar parte de una comunidad que fomente tus gustos y sea afín a tus valores.

LOS TRES JARRONES DE LA AMISTAD

(Con Lidia López,
coterapeuta en Psicorendimiento)

Las amistades son vínculos que vamos generando desde que nacemos, que forman una parte esencial de nuestras vidas y son de las relaciones afectivas más importantes. Además, favorecen nuestra salud mental. Pero ¿todas las personas que están a nuestro alrededor cumplen el mismo rol?

Para este ejercicio práctico quiero que pienses sobre el **concepto de la amistad** y lo definas en tres-cinco palabras sin darle muchas vueltas, lo primero que se te venga a la cabeza...

¿Lista? Ahora quiero que escribas estas palabras en una hoja para que las tengas en la mente durante el ejercicio.

Lo siguiente va a ser visualizar tres jarrones de diferente tamaño: uno pequeño, uno mediano y uno grande. Más abajo te dejo un dibujo con los jarrones por si quisieras hacerlo directamente en el libro y tenerlo más a mano, o si lo prefieres puedes hacerlo en una hoja aparte.

En cada jarrón vas a meter personas diferentes, te explico:

- En el jarrón pequeño vas a incluir como máximo a cinco amigos que cumplan con todos los criterios que has escrito, aquellos que decimos que «se cuentan con los dedos de una mano». Son nuestras personas salvavidas que sabes que siempre puedes recurrir a ellas, con las que tienes una intimidad y conexión especial, que se te vienen a la mente cuando realmente estás mal y necesitas su apoyo. No te preocupes si no llegas a cinco personas, con tener a una es suficiente (puede ser incluso tu pareja o un familiar). Con este jarrón te darás cuenta de que realmente nunca estarás solo, siempre tendrás a ese amigo o amigos a los que acudir cuando lo necesites.
- En el jarrón mediano quiero que incluyas a las personas que no cumplen todos los criterios que has pensado, pero sí algunos de ellos. Son aquellos amigos con los que te sientes cómoda y sientes que puedes ser tú misma, pero no llegan a ese nivel de conexión e intimidad del que hablábamos en el jarrón pequeño. No son tan importantes en tu vida.
- Por último, en el jarrón más grande quiero que incluyas a las personas con las que pases momentos divertidos, salgas a tomar algo, te vayas de fiesta, etc. En resumen, gente con la que te rías mucho y pases buenos momentos, pero no llegan a cumplir esos criterios que hablábamos en los jarrones anteriores. No son tu salvavidas ni personas con las que intimes mucho.

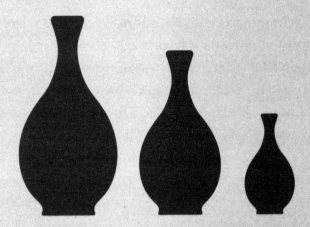

Es importante diferenciar los tipos de amistades que tenemos y saber distinguir el significado que le damos a cada una de ellas, saber a quién acudir cuando tenemos un problema serio, con quién podemos tener una charla más o menos profunda y aquellas personas con las que simplemente podemos salir y divertirnos. Al no saber separar este tipo de amistades tendemos a meterlas en el mismo bote y cuando no cumplen las expectativas podemos sufrir. De ahí la importancia de saber colocar a cada amistad en un jarrón diferente.

Puede que nos sea más fácil llenar el jarrón grande, ya que podemos quedar con muchas personas, pero realmente tener una amistad salvavidas a veces es difícil de encontrar y es normal. En algunas ocasiones el hecho de que nos separemos de alguna amistad de forma natural o porque no nos hace bien puede ser una gran oportunidad para conocer a nuevas personas maravillosas que están fuera esperando; como me gusta decir: «Hay que dejar ir para dejar llegar».

Sin duda, esta práctica puede ir variando con el tiempo y tal vez una persona que se encontraba en el bote grande llega a formar parte del pequeño o viceversa.

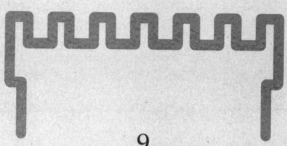

9
El ático
La prolongación
de lo que conocemos

Es innegable que en algún momento llegará para todas. La muerte ha despertado innumerables discusiones a lo largo de toda la historia de la humanidad. Aun siendo conscientes de que es parte de la vida y de que nadie puede tener dudas acerca de que en algún momento llegará, cada persona la ve de una manera diferente, influenciada por sus costumbres, tradiciones, creencias y forma de ver la vida. Todas en algún momento hemos podido llegar a sentir un poco de miedo o de respeto en torno a esta idea, lo cual es normal, porque, por lo general, los seres humanos no gestionamos bien la incertidumbre, y el hecho de no saber qué hay después suele despertar grandes temores.

Pero no podemos hablar de la muerte como si se tratara de un proceso más, ya que engloba demasiados factores importantes para la vida que no pueden traducirse simplemente en un vacío, en un fin. La muerte despierta mucho interés porque al no saber exactamente qué hay después le sumamos la preocupación de que tampoco sabremos qué sucederá con nuestro entorno cuando ya no estemos en el mundo. Junto al miedo a la muerte también deben tomarse en cuenta otros temores, como el miedo al dolor y al sufrimiento o el miedo a dejar de existir.

El primer acercamiento que tuve personalmente a la reflexión sobre la muerte fue a través de la filosofía estoica (escuela de pensamiento fundada a principios del siglo III a. C. por Zenón de Citio). Antes de leer a estos autores que tanto nombraban a la muerte, no me había parado a pensar sobre ello.

El estoicismo considera que lo único y necesario para que una persona sea feliz, o consiga lo que ellos denominaban *eudaimonía*, es la virtud. La virtud es vista como lo único moralmente correcto.

> **«La virtud es una disposición**
> **de acuerdo consigo misma, y se elige**
> **por sí misma, no por miedo, por esperanza,**
> **o por algún motivo externo; en ella está**
> **la felicidad, porque es un estado anímico**
> **hecho para estar de acuerdo con uno**
> **mismo durante toda la vida».**
> **Laercio (VII 89)**

La virtud, por tanto, es el bien supremo, y lo que los estoicos consideraban la única cuestión indispensable para llevar una verdadera vida en congruencia y felicidad. Para ellos existían cuatro virtudes cardinales: sabiduría, justicia, prudencia y valentía; en contraposición con cuatro vicios esenciales: ignorancia o estupidez, injusticia, imprudencia y cobardía.

Ellos decían que el resto de las cosas que existen en el mundo y el hecho de tomar decisiones en virtud de los vicios no nos llevaría en ningún caso a la felicidad. El universo está lleno de cientos de cuestiones exteriores a nosotras que no controlamos ni están en nuestra mano cambiarlas, por ende, hablaban de una fortaleza interna en la que esos hechos externos no nos hicieran sufrir. Esta corriente consideraba que es absurdo pensar que el azar o la suerte determinan nuestra felicidad, porque partía de que solo lo que depende de uno mismo y la capacidad de decidir frente a los problemas de la vida es lo que hace que nos comportamos de forma virtuosa y, por ende, seamos felices.

El estoicismo me ha ayudado a afrontar momentos de mucho dolor y sufrimiento en mi vida. Me ayudó a vivir con presencia el fallecimiento de mi abuela, la ruptura con mi expareja o ir a sacrificar a mi perrita India por un cáncer de hueso que le encontraron a los ocho años. Pero no lo es todo. Y además, por mucho que sus reflexiones y aprendizajes fueran como mínimo interesantes y dignos de admirar, una vez que una va madurando, también se atreve a ser crítica con aquello que lee.

Pero hay algo que innegablemente tengo grabado de estos antiguos filósofos y es la frase en latín *memento mori*, que se traduce como «recuerda que morirás» o «recuerda que eres mortal». Ha sido utilizada a lo largo de la historia como un recordatorio de la mortalidad y de la necesidad de vivir cada momento con sabiduría y gratitud. Un recordatorio de la fugacidad de la vida, empleado en diferentes contextos y situaciones para recordar que todo es efímero, que no debemos dar por hecho las cosas que tenemos.

Se cuenta que cuando los emperadores o los generales de la antigua Roma desfilaban victoriosos por las calles, un siervo se encargaba de recordarle las limitaciones de la naturaleza humana para impedir que cayera en la soberbia y actuara como si se tratara de un dios omnipotente, ignorando las limitaciones impuestas por su propia condición. Lo hacía pronunciando esta frase en su oído: *memento mori*.

Los estoicos intentaban que este pensamiento siempre estuviera presente en nuestras mentes. Puede parecer un poco deprimente estar pensando que moriremos algún día y seguro que hay quienes prefieren hacer justo lo contrario, pero, como todo, depende del ángulo desde el que decidas mirarlo. **Lo cierto es que tener la muerte presente puede tener efectos positivos en nuestra vida** y es precisamente desde donde quiero abordar este capítulo.

A todos nos ha ocurrido. En algún momento nos hemos encontrado con la muerte de un conocido, de un familiar, de una mascota o de un amigo. Son momentos tremendamente difíciles en los que tenemos que dar paso a los sentimientos que van apareciendo y procesar el duelo sin negarnos lo que está ocurriendo para evitar sufrir. Estas situaciones nos hacen reflexionar sobre lo frágil que es la vida y la suerte que tenemos de estar aquí.

Podemos mirar el *memento mori* como el recordatorio

que gira en torno a la idea que nos impulsa a tener más ganas de vivir, a hacer aquello que nos llena y a no perder el tiempo en cosas triviales. Compartir con gente que queremos, comunicarnos sin miedo.

Muchas veces nos cuesta vivir en el presente. Pasamos gran parte de nuestra vida lamentándonos por el pasado e ideando el futuro, y esto puede provocar que los años vayan pasando y sigamos conectadas a un piloto automático que nos guía en las decisiones de nuestra vida. En el día a día es muy difícil pensar si lo que estamos haciendo es realmente lo que nos llena.

Por eso, tener presente la muerte puede ayudarnos a evitar situaciones tan habituales como consentir un trabajo que no nos gusta o en el que no nos tratan como merecemos, estar con una pareja solo porque llevamos muchos años con ella y no porque realmente queramos vivir construyendo una vida a su lado o dejar de hacer cosas que son importantes para nosotras solo por no recibir la aprobación externa de nuestros más allegados. Básicamente a no dejar pasar los días como si fuéramos a vivir eternamente y a no posponer lo que es importante para nosotras, para un futuro que no sabemos si llegará.

Estamos enfadadas durante días porque hemos discutido con un amigo. Nos vamos a casa con rabia, rencor y frustración, porque consideramos que está actuando de una manera equivocada. Nuestro orgullo nos impide arreglar las cosas, escribir un mensaje y pedir tener una conversación. Se nos han ido acumulando diferentes situaciones que nos han ofendido en el pasado y aún sentimos resquemor...

¿Te resulta familiar esta escena?

Damos vueltas y vueltas a una situación que nos roba nuestro tiempo y nos amarga por dentro, dejando que nos consuma unos días sin analizar cuánta vida nos está quitando esa reacción.

Memento mori y tener claro que nuestro fin llegará algún día nos puede dar cierta perspectiva sobre relativizar los problemas (ojo, que no he dicho minimizar o aplicar la pasividad como excusa para no enfrentarlos) y valorar la importancia real que tienen las cosas en el conjunto de nuestra vida.

Quizá nos impulse a iniciar esa conversación, a decir las cosas que pensamos, a dejar el orgullo de lado, y que la ira, la rabia y el rencor no permanezca durante tanto tiempo en nuestro interior.

Te voy a ser sincera. No tengo una guía sobre cómo vivir y considero que ninguna filosofía, escuela, religión o corriente psicológica la tenga al cien por cien. Por eso no me gustan los dogmas ni aferrarme ciegamente a algo solo porque a Fulanito le funcionó. Confío en que cada persona debe encontrar su propio camino hacia la congruencia, la paz y, en definitiva, la felicidad. Y eso puede pasar por tomar decisiones muy diferentes.

Pero lo que sí considero es que resulta imprescindible que tengamos una filosofía propia. Los pilares, la estructura, los cimientos que conforman nuestro castillo y que van haciendo posible que construyamos más y más sin que todo se desmorone. Y siguiendo la analogía del libro, el ático sería la parte más alta de todo: nuestra propia filosofía de vida.

Según la RAE, la filosofía es el «conjunto de saberes que busca establecer, de manera racional, los principios más generales que organizan y orientan el conocimiento de la realidad, así como el sentido del obrar humano».

Esto quiere decir que tener «una filosofía de vida» resulta imprescindible para no perder la dirección de nuestros pasos. Habrá momentos de sufrimiento y dolor en los que no sepamos qué hacer, y en nosotras encontraremos las respuestas. Por eso es importante que elabores tu propia filosofía teniendo en cuenta cuáles son los valores personales a los que más importancia das y en torno a qué decides moverte.

Por ello quiero hacerte una propuesta sobre la que construir tu propia filosofía. Puedes tomarla como una guía base, unos parámetros sólidos a tener en cuenta en la vida para no olvidarnos de lo importante. Allá vamos.

Estar más presentes

Nos cuesta mucho vivir en el día a día. La mayor parte de las preocupaciones que tenemos suelen darse porque tendemos a adelantarnos a futuros escenarios con la finalidad de que nuestro cerebro se anteponga y piense que las cosas están bajo control. Esto dispara nuestros sistemas de alerta constantemente, la ansiedad anticipatoria hace que no podamos dormir por la noche por los correos que no hemos contestado, que nos duchemos pensando en todo lo que tenemos que hacer a lo largo del día, que caigamos constantemente en la multitarea y que no disfrutemos de los pequeños ratitos del día a día.

Estoy segura de que conoces los beneficios del *mindfulness*, y mi intención no es volver a contártelos. Más bien reafirmarme en el hecho de que entrenar y practicar la presencia en pequeñas acciones cotidianas te ayuda a no perderte los aparentemente insignificantes detalles mágicos que nos rodean.

Tirarte en el suelo y acariciar a tu perro, redescubrir tu cuerpo echándote crema con cariño, hablar con una amiga en una cafetería sin mirar el móvil, hacer el amor con tu pareja, prepararte un café mañanero sin prisa, hacer una sesión de movilidad para tu cuerpo. Sin cámaras presentes, sin necesidad de modificar tu conducta porque haya alguien más mirando.

Vivir con más presencia significa saber que, en la ansiedad y en la preocupación, te estás perdiendo muchas cosas de la vida.

No dar nada por hecho

Te voy a contar algo. Hace un par de días comencé este capítulo con mucho miedo. El tema de la muerte nunca es sencillo de abordar, pero yo no estoy escribiendo un libro porque sea sencillo. Hay que atreverse a dar el paso.

El caso es que anoche dormí en casa de mi amiga Sara junto a mi perro Simba y salimos a dar un paseo por los alrededores. En el campito de detrás de su casa hay una valla que lo separa de la carretera nacional que se encuentra a pocos metros, así que, confiada, solté a mi perro. Estaba oscuro pero siempre vuelve cuando le llamo. Vi que salía detrás de un conejo y se perdía entre unos arbustos. Subí al montículo de tierra gritando su nombre, no venía. No venía. No venía.

Desde arriba pude ver a mi perro en mitad de la carretera dando brincos y los coches pasando. Sin querer asustarle más de lo que ya estaba, le pedí que viniera (mi amiga Sara mantuvo en todo momento la compostura e incluso encendió la linterna del móvil para que nos localizara bien), y gritando su nombre conseguimos que volviera a cruzar el guardarraíl y se acercara a la valla, que levantamos entre las dos y conseguí reunirme con él.

Me derrumbé a llorar. Sentí cómo la tensión de mis músculos se desmoronaba en cuestión de milésimas de segundo y le abracé llorando.

—Casi te pierdo…, casi te pierdo… —le dije.

Parece irónico que después de haberme tirado la tarde escribiendo sobre el concepto de la muerte, me pillara tan desprevenida.

En aquel momento me sentí como Julio César por las calles de Roma, con un siervo tras su oído susurrándole que nunca olvide que se trata de un mortal. Él y todos a quienes quiere.

No dar nada por hecho significa tener presente que la vida puede cambiarnos en una milésima de segundo. Por eso abraza, ama, vive con intensidad. Agradece estar aquí. Porque mañana podemos no estarlo.

Relativizar lo menos importante

El arte de relativizar se va entrenando con los años. Claro está que no siempre es así, y existen personas que viven con mucho miedo y con una constante tensión recorriendo su cuerpo por lo que pueda llegar a pasar. Personas que te descuelgan el teléfono y lo primero que hacen es contarte las noticias catastróficas que han visto del mundo, el pronóstico irreversible que ha dado el médico, las consecuencias desastrosas de no hacer algo a tiempo...

Tampoco podemos adoptar la actitud contraria, claro está, teñida de pasividad y falta de responsabilidad sobre los actos. Estas personas suelen decir cosas como «ya se verá, no te rayes, mejor fluimos y luego vemos...».

Tenemos que, como en todo, encontrar un equilibrio. Asumir las consecuencias y la responsabilidad de lo que sucede atendiendo a razones obvias:

¿Puedo hacer algo para cambiarlo?

Tener una actitud positiva pero proactiva, recordando y teniendo presente qué es lo realmente importante. Te han echado del trabajo, pasas por una época de incertidumbre económica, te han dicho que tienes que ir al dentista a tratarte la inflamación de las encías, se te rompe el teléfono móvil y pierdes todos tus recuerdos y tus contactos... Son cosas que tienen solución, aunque en un primer momento no la veas y solo caigas en el desasosiego.

Tener esto presente nos ayuda a no olvidar nuestras prioridades y no pasarnos más de la mitad de la vida sufriendo innecesariamente.

Valores personales

¿Qué es lo importante para ti?

Familia, amigos, salud, viajar, _____, _____, _____.

¿Y cuánto tiempo le dedicas realmente?

Muchas veces perdemos el foco. Y esto acaba provocando que exista una incoherencia entre el tiempo que dedicamos a ciertas cosas y su importancia en nuestras vidas. Existen muchos estímulos externos que nos pueden confundir y distraer constantemente de aquellas cosas que para nosotras son importantes.

Ya te he contado en capítulos anteriores cómo esto me pasó factura. De pronto me vi viviendo en un lugar que me encantaba, trabajando muchas horas al día, pero sin tener a nadie con quien compartirlo. Mi familia estaba lejos y yo no tenía un grupo de amigos porque me desvinculé de ellos.

Mantuve eso durante un tiempo, pero pronto comenzó la tristeza, fruto de no estar siendo realmente congruente ni dar prioridad a lo que quería. Recuerdo que por aquel momento volví al psicólogo, allí en Santander busqué a alguien que me ayudara y con quien hablar. Y fue ella quien me hizo ver (aunque yo me negase a verlo) que quizá había idealizado aquella vida y había perdido el foco de lo que realmente me hacía feliz.

Ver la vida como un regalo

El sentimiento de gratitud es más importante que la recompensa que obtenemos a cambio de algo.

De hecho, aunque la alegría y el agradecimiento son emociones que suelen expresarse juntas, en el cerebro se observa una mayor activación ante el agradecimiento. Un estudio evaluó las diferencias neuronales de ambas emociones para ver si realmente son diferentes y cuál es privilegiada por el cerebro. Para ello reclutaron a un grupo de personas que debían imaginar que alguien les hacía un favor: prestarles dinero en una situación complicada económicamente.

El relato psicológico de los participantes mostró que sentían con más fuerza la gratitud porque les prestaran dinero que alegría por recibirlo o poder solventar su problema. Cuanto mayor era el esfuerzo de la persona donante, mayor era el sentimiento de agradecimiento de las personas del experimento.

La gratitud activó regiones en el cerebro relacionadas con la mentalización y la recompensa. Esta activación fue mucho más fuerte ante el sentimiento de gratitud que de alegría, mostrando que **para el cerebro el agradecimiento es una emoción privilegiada que activa con mayor intensidad más áreas neuronales.**

Este es solo uno de los experimentos que nos demuestra, una vez más, que no es tan importante lo que tenemos en la vida —la solvencia económica, los bienes materiales o los rasgos superficiales— como el sentimiento de cooperación, gratitud, agradecimiento y respeto. Esto resulta básico para la construcción de nuestra propia identidad y, por ende, para sentirnos felices.

Existe una bella leyenda africana que cuenta que un grupo de niños fue retado a correr hasta llegar a un árbol. El que llegase primero se quedaría con sus frutos, y cuando se dio la señal de salida todos los niños corrieron de la mano para llegar a la vez y disfrutar juntos de las frutas.

Cuando les preguntaron por su conducta, ellos gritaron *UBUNTU*, que significa «yo soy porque nosotros somos». Hoy, la filosofía de vida ubuntu promueve estos actos de humildad, bien común, comunidad y agradecimiento.

Como te he dicho con anterioridad, aunque no existe una fórmula mágica, lo más importante es tener una hoja de ruta con principios que te guíen al desafío de la vida.

La primera etapa en este viaje es lo que yo llamo **plantar los cimientos.** Esta fase es crítica, ya que es el punto de partida que involucra un reencuentro contigo misma, reflexionando sobre tu visión de futuro, tus sueños y tus aspiraciones y la necesidad de reformular algunos paradigmas sobre los que hoy te sostienes.

Significa tener una conversación honesta contigo misma

en la que todas las partes que habitan en ti se conozcan y traten de identificar y analizar los anclajes éticos que guían tus decisiones diarias. Esta reflexión profunda aborda cuestiones fundamentales relacionadas con la moral, los valores y el propósito de vida.

Tu propia filosofía debe tratar de desarrollar una comprensión personal de cómo quieres abordar la vida y tomar decisiones basadas en ello, siendo congruentes con nuestras acciones, metas y formas de vivir.

Al final de nuestros días, todas las personas que conozco tienen más o menos el mismo discurso. No recuerdan cuánto dinero perdieron en la crisis, pero sí lo tristes que se sentían al no poder alimentar a sus hijos. No saben cuánto les costó el coche que le regalaron a uno de ellos al cumplir los dieciocho, pero sí lo felices que se sintieron de poder darle un medio para seguir estudiando e ir a la universidad. No recuerdan cuánta ropa tenían, de qué marca eran las zapatillas, cómo se veían en las fotos... Recuerdan las experiencias y las emociones que acompañaban a esos momentos. Recuerdan lo importante de vivir, de compartir, de amar. **En esencia, de lo que más se acuerdan en los últimos años es de lo que vivieron y experimentaron, no de lo que tuvieron.**

Gracias al hecho de que somos mortales, somos creativas y podemos disfrutar de los instantes de la vida. Si por el contrario fuéramos inmortales, perderíamos el propósito y el sentido, todo sería muy aburrido y siempre podríamos aplazar cualquier decisión, procrastinando constantemente cuestiones importantes. Si no tenemos conciencia de que algún día moriremos, perderíamos el rumbo de la vida.

Cicerón dijo que «la filosofía es una preparación para la muerte», y retomando más adelante Pascal añadió que «quien enseña al hombre a morir le enseña a vivir».

El modo en que el horizonte de la muerte afecta a la vida no pasa desapercibido ni en la filosofía, ni en las religiones de diferentes culturas hasta la modernidad, por eso en este capítulo he querido invitarte a la reflexión acerca de este hecho cotidiano y temido, y de cómo la muerte, la consciencia de que vamos a morir, afecta a nuestra forma de vivir.

EPÍLOGO

Una fortaleza inquebrantable

Cada castillo es único e inigualable. Una de las partes que más me gustan de este proceso es que es muy creativo. Puedes intentar dibujar tu propia fortaleza con cada una de sus particularidades en cartulinas independientes que formen la misma estructura. Como las casas de muñecas que teníamos muchas de nosotras cuando éramos pequeñas, pero en lugar de decoración, pósits que recojan lo que sí o sí debe tener tu hogar.

Lo bonito es que nunca habrá dos castillos iguales y que la vida se trata de ir descubriendo el tuyo. Nunca dejemos de cuidar, arreglar y mejorar nuestro hogar. Las casas se ensucian y, como todo, las cosas después de mucho uso se acaban estropeando. En nuestra fortaleza pasa lo mismo. No podemos pretender armarla de una vez y no volver a revisarla.

En nuestra mano está el cariño, la dedicación, el cuidado de nuestros valores, de lo que dicta nuestra razón y lo que gobierna nuestra emocionalidad. En nosotras están muchas cosas que damos por sentado cada día y quizá tenemos que pararnos a valorar un poco más: a qué le estamos dedicando tiempo, cómo son nuestros hábitos, si las personas con quienes me vinculo y dejo que pasen y tomen prestadas mis sillas del castillo merecen la pena, si estoy realmente atendiéndome...

Cuando empieces a observarte como una fortaleza, te darás cuenta de la cantidad de áreas que componen tu vida y de que a veces tener una autoestima baja puede confundirse con tener una de las habitaciones comiéndose al resto del castillo y no dejándote ver más allá.

Creo que este libro lleno de historias, cuentos de amazonas (que no de princesas Disney), teorías y técnicas de superación puede ser una bonita ruta a partir de la cual comenzar a trazarte. Pero recuerda, esto solo acaba de empezar. Ni colorín colorado, ni comieron perdices... Tan solo desearte un feliz camino, peregrina de la vida. Y mucha fuerza.

Dicen que el todo es más
que la suma de las partes,
y dicen que la mayor fortaleza
está en saber unirlas:

la entrada, el patio,
la sala de estar, el baño,
la cocina, la habitación de invitados,

la sala que esconde los monstruos pasados,
las escaleras y también el tejado,
los cimientos que te sustentan hasta el ático.

Todo cuenta,
pero no vale con contarlo todo:
tu castillo, tu fortaleza,
será tu capacidad de unir
todas tus rarezas.

ANDREEA OLTEANU

Mensajeras de la fortaleza

Si alguna ventaja nos ofrece el mundo hiperconectado en el que vivimos, es la posibilidad de acceder a la información y a las personas de una forma mucho más inmediata y sencilla. Si además de leerme, quieres seguir el contenido que ofrezco y conocer al equipo de Psicorendimiento, me encantará que me sigas en Instagram:

@luciawesom

O que te pases por nuestra web, desde la que ofrecemos programas, talleres y consultas:

www.psicorendimiento.net

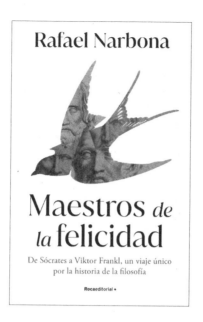

Rafael Narbona

Maestros *de*
la felicidad

De Sócrates a Viktor Frankl, un viaje único
por la historia de la filosofía

Rocaeditorial •

NADA ES COMPARABLE
AL ASOMBRO DE VIVIR

Este es, ante todo, **un libro sobre la esperanza**. No pretende perturbar, inquietar o desasosegar, sino **confortar, serenar y curar**. Exaltar la vida. Mostrar que el ser humano puede elegir, que se puede salir de las regiones más sombrías y que el optimismo no es una ingenuidad, sino un gran ejercicio de lucidez.

Acompañado por **Sócrates, Marco Aurelio, san Agustín o Montaigne**, entre otros, Rafael Narbona recorre **la historia de la filosofía desde una nueva y extraordinaria perspectiva**. A la vez que conocemos a los verdaderos maestros de la felicidad, descubrimos emocionantes fragmentos de su propia vida que nos revelan un camino de superación personal al alcance de todos.

«Cuando te levantes por la mañana, piensa en el privilegio
de vivir, respirar, pensar, disfrutar, amar».
MARCO AURELIO

«La vida espera algo de nosotros».
VIKTOR FRANKL

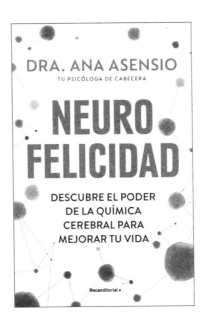

¿SABES CUÁNTO PUEDE HACER POR TI LA QUÍMICA DE TU CEREBRO?

El cerebro es muy inteligente pero no tan listo como se cree: está en tu mano conseguir que tu propia mente no te domine y que seas tú quien la controle a ella. Descubre cómo funciona la química de la felicidad y aprenderás que, a menudo, eres más lo que sientes que lo que piensas.

Ana Asensio, psicóloga y doctora en Neurociencia, te ofrece las herramientas necesarias para desarrollar una vida plena y una actitud positiva. El secreto está en tus ondas cerebrales y en esas hormonas que transmiten la felicidad por tu cuerpo: oxitocina, serotonina, dopamina y endorfinas. Ellas te darán las claves para entender lo que sientes, gestionar mejor tus emociones y alcanzar tu bienestar.

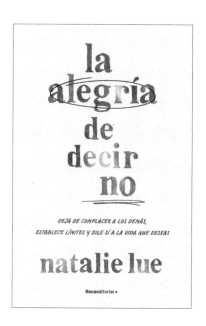

DEJA DE COMPLACER A LOS DEMÁS,
ESTABLECE LÍMITES Y DILE SÍ A LA VIDA QUE DESEAS

APRENDE A DECIR NO PARA CONSEGUIR
DE UNA VEZ LA VIDA PLENA Y FELIZ
QUE MERECES

¿Eres complaciente en exceso? Y lo que es más importante: ¿permites que la necesidad de complacer a los demás se imponga a tu propia felicidad? Cada vez que te reprimes para agradar a los demás o para evitar conflictos creas una dinámica con efectos catastróficos en tu bienestar. ¡Cámbiala!

Natalie Lue te trae un libro práctico para identificar todas las formas en que te sometes sin descarlo. A través de un plan de seis pasos, aprenderás a descubrir el poder curativo y transformador del no para establecer límites más sanos, fomentar relaciones más íntimas y reconectar con tus valores y tu auténtico yo.

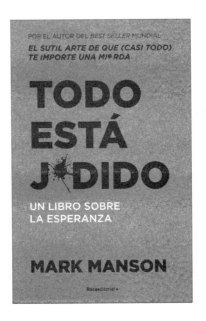

UNA GUÍA CONTRAINTUITIVA PARA LOS PROBLEMAS DE ESPERANZA.

Nunca hemos sido más libres, ni más ricos y sanos que hoy en día. Nunca hemos tenido tantas opciones, y mucho menos el dinero para llevarlas a cabo, como ahora. Sin embargo, todo parece estar irreparablemente jodido y se está extendiendo una sensación de desesperanza. En *Todo está j*dido*, el autor superventas Mark Manson se adentra en esta paradoja. Con su mezcla característica de humor y sinceridad, pone a prueba nuestras definiciones de felicidad, esperanza y libertad. Basado en los conocimientos de la psicología y la sabiduría atemporal de los grandes filósofos, cuestiona nuestra relación con el dinero, el entretenimiento e Internet.

Manson nos reta a ser más honestos con nosotros mismos y a conectarnos con el mundo de una manera completamente nueva. Porque aún no todo está jodido.

«Para viajar lejos no hay mejor nave que un libro».

EMILY DICKINSON

Gracias por tu lectura de este libro.

En **penguinlibros.club** encontrarás las mejores
recomendaciones de lectura.

Únete a nuestra comunidad y viaja con nosotros.

penguinlibros.club

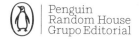

Penguin
Random House
Grupo Editorial

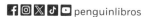 penguinlibros